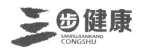

三步健康
SANBUJIANKANG
CONGSHU

JIANGZHI
JIUSANBU

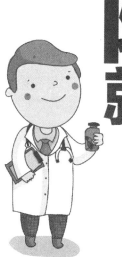

降脂就三步

朱 宏/著 良 石/整理

U0312482

良石整理编委会

石永青	贾丽娜	解红芳	郭文婷	蔡利超	任艳玲	张红涛	石有林
李章国	贾献超	李宪广	王会军	李桂英	石军霞	李凤霞	李玉霞
李振海	杨焕瑞	李孝天	李孝鹏	李孝莹	石长青	杨文亮	石振广
李晓东	杜利红	李同领	张新荣	姚国芳	魏艳丽	魏红增	王会娟

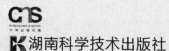

湖南科学技术出版社

图书在版编目（ＣＩＰ）数据

降脂就三步 / 朱宏著. -- 长沙 ： 湖南科学技术出版社，
2018.7
ISBN 978-7-5357-9788-9

Ⅰ．①降… Ⅱ．①朱… Ⅲ．①高血脂病－防治 Ⅳ.①R589.2

中国版本图书馆 CIP 数据核字(2018)第 075845 号

降脂就三步

著　　者：朱　宏
整　　理：良　石
责任编辑：李　忠　王　李
出版发行：湖南科学技术出版社
社　　址：长沙市湘雅路 276 号
　　　　　http://www.hnstp.com
湖南科学技术出版社天猫旗舰店网址：
　　　　　http://hnkjcbs.tmall.com
邮购联系：本社直销科 0731-84375808
印　　刷：湖南省众鑫印务有限责任公司
　　　　　（印装质量问题请直接与本厂联系）
厂　　址：长沙县榔梨镇保家村工业园
邮　　编：410129
版　　次：2018 年 7 月第 1 版
印　　次：2018 年 7 月第 1 次印刷
开　　本：710mm×1000mm　1/16
印　　张：14.5
书　　号：ISBN 978-7-5357-9788-9
定　　价：33.50 元

　　高脂血症被称为危害人类身体健康的"隐形杀手"，我国每年因高脂血症而死亡的人数是正常死亡人数的15倍，即便如此，却并没有引起人们像关注高血压及糖尿病那样重视。而人们对高脂血症的漠视无形中却助长了高脂血症的气势，使它更加地肆意妄为。据调查显示，我国血脂异常患病人数已高达1.6亿，35岁以上的人群中有2500万人同时患有高血压和高脂血症，严重影响了人们的日常生活、工作和学习，对患者的健康构成了较大的威胁。

　　虽然高脂血症常被人们称之为富贵病，却没有一个人愿意患上它。随着人们生活水平的提高，大家的钱包鼓了，餐桌丰富了，交通方式越来越便捷了，却发现自己的身体素质下降了。爬个楼梯没上几层就气喘吁吁，想做运动没比划几下就挥汗如雨，早晨刚到公司开始工作没多久就觉得头昏脑涨没有精力等，如果你也有这种感觉，很可能"高脂血症"已经与你不期而遇了。健康才是福，大鱼大肉的享受，觥筹交错的应酬，日益增加的精神压力，少得可怜的运动……就算你的健康坚固如一座金山，长久地且不断地挖掘，它也必然会有一天轰然倒塌！

　　针对现代人以上种种现状，我们精心为大家编撰了《降脂就三步》一书。本书通过对高脂血症相关问题的全面分析，采用名医的实践经历，以事例为引的方式，来帮助人们更加生动地了解高脂血症，包括高脂血症相关知识、成因、临床表现、诊断、治疗、保健预防等，运用通俗易懂的语言将繁复的病理病况描述清楚，让读者可以迅速理解和掌握应对该疾病的方法，从而达到治病防病的最终目的。

　　本书的特色在于采取简单"三步"之疗法，以饮食、运动、心理调节为主体，辅以有关高脂血症的常规知识及一些妙招良方，旨在帮助高脂血症患者在正确认识疾病的同时，能够找到适合自己的最佳调理方案。

武警总医院中医科

朱　宏

CONTENTS 目 录

PART 1

·第一篇·

初识血脂及血脂异常

PART 2

·第二篇·

降脂始于三餐，吃对是关键

PART 3
·第三篇·

控制血脂，运动必修课

PART 5

· 第五篇 ·

三步之外的奇效良方

初识血脂及血脂异常

第一步：补充知识好降脂

第二步：一定做好血脂检查

第三步：学会判断自己是否血脂异常

第一步：补充知识好降脂

知己知彼：什么是血脂？

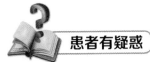

患者有疑惑

什么是血脂？正常血脂有哪些功能？很多高脂血症患者对此也是懵懵懂懂，只是知道血脂高了对身体不好。通俗地说，血脂游离在血液中，随着血液游走于周身，如同黄河水中的泥沙，血液就如同黄河，血管就好似河道。黄河水无时无刻不在血管中流动，如若水清些，河道自然通畅不堵，血液循环佳。相反，倘若黄河水中的泥沙量大了，自然就会更多地沉积在河道上。同样，血管中血液的含脂量如果高了，这些流动的脂肪就会减慢血液在狭窄血管内的流动速度，时间一长，脂肪颗粒会在血管壁内侧聚集和沉淀，使血管堵塞，引发各类疾病。那么，到底什么是血脂呢？

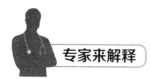

专家来解释

血脂，闻其名，知其表，它是血液中的脂肪，更确切地说是一些脂肪类物质。它可是一个庞大的家族，而其中三酰甘油、胆固醇、磷脂、糖脂等是影响血脂平衡的主要活泼分子。在人体正常健康的状态下，它们各司其职，三酰甘油是行动派，不停歇地参与人体内能量代谢；而胆固醇像是工厂的原材料，主要从事于细胞浆膜、类固醇激素和胆汁酸的合成工作，是参与生命活动的必需物质。

血液中的脂质成分，来源比较广泛，既可以自给自足，通过自身来合成，也可以另寻他路，向外界摄取美食，即从人体吃进的食物中取得精华加工而得。虽然这些脂类的地位看起来没有五脏六腑那般显赫，却是人体必需的物质，起着十分重要的生理作用。

1. 胆固醇

胆固醇是一种脂肪复合体，不仅存在于血液中，身体所有细胞中也都有它的踪迹。在人体内，一方面它参与制造重要激素和维生素；另一方面它也是细胞膜的主要成分之一，为维持细胞的通透性和细胞正常代谢立下"汗马功劳"。

2. 三酰甘油

三酰甘油即中性脂肪，是人体内含量最多的脂类，它会在一些特殊酶的作用下分解产物，为大部分组织提供能量，同时它还可以在肝脏、脂肪等组织内进行合成并储存在脂肪组织中。

3. 磷酯

磷酯是两性分子，一端亲水，另一端疏水，磷脂分子亲水端相互靠近，疏水端相互靠近，常与蛋白质、糖脂、胆固醇等其他分子共同构成脂双分子层，是生物膜的重要组成部分，对脂肪的吸收、转运、储存起着重要的作用。

4. 游离脂肪酸

游离脂肪酸是中性脂肪分解成的物质。其中饱和脂肪酸可对人体内胆固醇的合成起到促进作用；不饱和脂肪酸可使血清总胆固醇、低密度脂蛋白–胆固醇水平下降。

这些脂类如同划在一条船上的船夫，只有互相协作才能发挥出最大效果。倘若个体出现问题都会影响前行，使身体受到伤害。

追根问底：为什么会出现血脂异常？

患者有疑惑

曾有位大四的学生患者问我，自己既没有遗传家族病，也不吸烟、喝酒，在饮食上还算健康，为什么还会出现血脂异常呢？这种看似还算正常的生活方式似乎不应该与高脂血症有所联系，究竟是什么原因呢？在我进一步了解后才知道，原来这位学生脾气不太好，特别易怒，而且热衷于考取各种证书，但是考过的成功率却很低，每次失败后特别害怕别人的嘲笑，总是给自己不断地施压。长期地处于这种环境中极可能成为他患病的主要原因之一。在后续的健康检查中，他又被查出患有甲状腺功能减退症，那么他患上了高脂血症也就不足为奇了。

专家来解疑

人会患高脂血症有多种原因，除了原发性血脂异常主要由先天性基因缺陷所致外，另一类继发性血脂异常占有率则更高，而引发的原因主要有以下4个。

1. 不良生活方式：膳食营养不均衡，缺乏体育锻炼、精神压力过大、情绪极不稳定，烟酒嗜好等。

2. 药物作用：诸如噻嗪类利尿药、β受体阻滞药、肾上腺皮质激素、口服避孕药等。

3. 内分泌代谢障碍：主要由疾病引发，如糖尿病、甲状腺功能异常、肥胖、高尿酸血症等。

4. 疾病：如肾病综合征、红斑狼疮、骨髓病等。

其实，人体血脂水平本身就会经常发生变化，医学上将这种现象称为个体血脂水平的波动。对血脂影响较大的因素主要有以下几个。

（1）生理性变化：一般说来，人体自身的生理性变化会影响血脂浓度。胆固醇就好像是惰性分子，生物学变异性较小，存在于血液中的含量较为稳定；而三酰甘油却没有那么安分，易受饮食影响。据估计，同一个人在不同时间内去测三酰甘油浓度，大约会有17%的差别。

（2）时间、季节、环境：研究表明，人体血液中的胆固醇和三酰甘油水平与时间、季节变化具有一定关系，早晨与晚上不一样，不同的季节也不一样（冬季与春季最高，夏季则最低）。安静舒适的环境，也会成为稳定血脂的一味辅助良方。

（3）情绪：情绪的变化及紧张程度亦会使血脂迅速做出变化。比如某人参加非常重要的面试活动或是进入考场进行考试时，血液中的胆固醇水平可能会较之前升高，这便是十分生动的例子。

我们每个人都知道，不光是血脂异常，其实很多疾病都需要静养。不仅仅体现在一个"静"字，更重在"养"。从生活细节做起，起居有常，作息规律；动静有恒，积极参加体育锻炼；饮食有节，有取有舍，总结健康方案；情志有度，根据自身条件和环境做出适度调整。只要我们在平日先为自己打造一座坚实的堡垒，在面对疾病时，才会做到游刃有余，心中有数。

答疑解惑：深入了解高脂血症

患者有疑惑

如果血脂出现异常就一定患有高脂血症吗？单凭饮食和运动等自然调节方法真的可以让高脂血症不药而愈吗？有位女士向我反映过这种情况，她的妈妈胆固醇值5.71毫摩尔/升，医生说只能算是偏高。过了一段时间，患者又做了一次血脂检查，4项指标有高有低，医生诊断说是血脂异常。那么，究竟血脂异常和高脂血症是不是一回事？这位女士表示实在是糊涂了。

专家来解释

如今，有此疑问的人绝不在少数。值得我们注意的是，高脂血症作为"三高症"的一员，已然严重威胁人类生命健康，然而人类对其认知率和治疗率却不足1/3，治疗满意控制率不足1/10，这种情况委实让人担忧。因此，正确认识高脂血症，保护血液健康已经迫在眉睫！

要想弄清这个问题，让我们首先来了解一下什么叫"高血脂"。在我们的血浆中，脂类会与不同的蛋白质结合形成"脂蛋白"。当人体通过日常饮食等方式获得脂肪时，这些脂肪就会经胃肠的作用分解为胆固醇与三酰甘油。一旦人体摄取的营养素超过机体所需要的，剩余的能量就会转变成三酰甘油囤积在体内。它们就像是体内的预备军，需要时才会进行分解，释放出来参与机体活动。总胆固醇和（或）三酰甘油过高，或高密度脂蛋白胆固醇过低，现代医学就称为血脂异常。

那么，血脂异常和高脂血症到底是不是一回事呢？血脂常规测定项目一般为4项。目前公认的诊断标准为：TC（总胆固醇）≥5.7毫摩尔/升（220毫克/分升）；TG（总三酰甘油）≥1.7毫摩尔/升（150毫克/分升）；LDL-C（低密度脂蛋白）≥3.3毫摩尔/升（130毫克/分升）；HDL-C（高密度脂蛋白）≤1.0毫摩尔/升（40毫克/分升）。其实辨别方法很简单。负责将胆固醇从周转组织（包括血管组织）运送到肝脏代谢和排泄的HDL-C，就是人们认定的"好胆固醇"，这个数值下降即为"血脂异常"。而其他3个数值TC、TG、LDL-C升高，便可诊断为"高脂血症"。

除此之外，如果被确诊为高脂血症，千万不要自己将问题简单化，认为只是单纯地通过改变饮食习惯及不良嗜好等方式就能轻易摆脱高脂血症的纠缠，一定要遵循医嘱，配合用药，才能尽早达到理想效果，从而恢复健康。

第二步：一定做好血脂检查

科学参考：高脂血症的诊断标准

现代人生活水平提高了，对生活品质的要求也水涨船高。吃东西要挑好的，买东西爱挑贵的，工作喜欢高薪的，喝酒、抽烟等更是常事，殊不知随着饮食结构的改变、工作生活压力的增大和不良嗜好的加深，高脂血症已悄然走近。更令人担忧的是，高脂血症的初期症状对比于高血压及糖尿病表现并不明显，大多数人都不会加以重视，从而错过了早期治疗的最佳时段，为身体健康埋下了隐患。有不少患者都向我反映过这种情况，起初自己不知道有这个毛病，因为从来没有觉得身体不适。的确，轻度的高脂血症患者甚至没有任何不舒服的感觉，绝大多数的患者都是通过定期的血脂检查才知道自己病了。所以，值得注意的是，没有症状并不代表血脂不高，定期进行身体检查才是至关重要的。那么，如何准确断定自己是否得了高脂血症呢？一般来讲，要按照人体内部胆固醇的高低来进行判断。

一般成年人空腹血清中总胆固醇超过5.72毫摩尔／升，三酰甘油超过1.70毫摩尔／升，可诊断为高脂血症，而总胆固醇在

5.2～5.7毫摩尔/升者即可称为边缘性升高。

除此之外，我们还应该对根据总胆固醇、三酰甘油和高密度脂蛋白胆固醇的测定结果而区分的高脂血症的基本类型有所了解，以便更好地进行身体调节和治疗。

1. **高胆固醇血症**：总胆固醇含量大于5.72毫摩尔/升，而三酰甘油低于1.70毫摩尔/升，属于正常范围。

2. **高三酰甘油血症**：三酰甘油含量超过1.70毫摩尔/升，而总胆固醇低于5.72毫摩尔/升，属于正常范围。此种类型高脂血症常与长期进食含糖过多的食品、饮酒、吸烟及家族遗传基因异常等因素有关。

3. **混合型高脂血症**：总胆固醇和三酰甘油含量均增高。其中，总胆固醇超过5.72毫摩尔/升，三酰甘油超过1.70毫摩尔/升。此种类型高脂血症涉及遗传、饮食或其他疾病，尤其要注意并发冠心病的可能。

4. **低密度脂蛋白血症**：高密度脂蛋白–胆固醇含量降低，低于9.0毫摩尔/升。

俗话说"知己知彼，百战不殆"，对于疾病也是一样的。只有多了解一些相关知识，才能在这场为健康而战的斗争中，不犯忌讳，不走雷区，早日摆脱病魔，重新获得健康。

小贴士

　　健康人的平均胆固醇含量为每100毫升血中160毫克，超过220毫克则过高；三酰甘油含量为每100毫升血中85毫克，超过160毫克则过高；β-脂蛋白含量为每100毫升血中400毫克，超过600毫克则过高；高密度脂蛋白含量为每100毫升血中55毫克，与上列参数规律略有不同，反倒是数值越高越好，如低于55毫克，则表示不正常。

锁定方法：如何正确解读血脂化验单

患者有疑惑

　　有位患者拿着化验单过来，咨询我是不是根据自己的检查结果可以判定并没有得高脂血症。我接过化验单一看，检测项目中的检测值都处于正常或稍偏高于参考值的范围之内，数值差异不大。我看见他的年龄偏大，又仔细询问他是否有其他疾病。果然，他不仅有冠心病还伴有糖尿病。通常患者都会出现这个误区，认为检查结果没有大的出入就是正常的。其实，还应该做进一步的分析，看看是否如这位患者一样，年龄偏大，有冠心病、糖尿病。除此之外还应考虑是否有高血压，亲人是否有患心脏病等，无论出现上述哪种问题均不属于完全健康范围，而化验单上的正常参考值范围也就不再适用了，还应找医生问清楚。

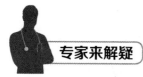

专家来解疑

拿到了化验单就能简单地判断自己的病情如何，做到这点也没有多难，其实只要攻克化验单上一个个陌生的专有名词和英文缩写，问题自然就迎刃而解了。①TC：代表血浆总胆固醇，也有用T-CHO代表血浆总胆固醇的；②TG：代表三酰甘油；③HDL-C：代表血浆中高密度脂蛋白胆固醇；④LDL-C：代表血浆中低密度脂蛋白胆固醇；⑤ApoA1：代表血浆中载脂蛋白A1；⑥ApoB：代表血浆中载脂蛋白B。

接下来我就来告诉你，如何利用这些名词和数据来看懂化验单，从而进行自我评估。化验单一般分为3栏，分别为检测项目、个人的检测值、正常参考数值。

1. **总胆固醇**：正常参考值为2.9～6毫摩尔/升。这个数值越高，患冠心病的概率就会越大，越早。血清胆固醇每降低1%，其患此病的危险性可减少2%。

2. **三酰甘油**：男性正常参考值为0.5～1.82毫摩尔/升；女性为0.3～1.22毫摩尔/升；它以极低密度脂蛋白的形式游走于血液中，就像是体内不安分的小捣蛋分子，伺机转变成小而致密的低密度脂蛋白。而这种"坏"蛋白是导致动脉粥样硬化的基本因素，不利于身体健康的。

3. **脂蛋白**：包括低密度脂蛋白和高密度脂蛋白。正常参考值分别是<3.12毫摩尔/升和0.9～2.2毫摩尔/升。前者我们在三酰甘油中提到过是"坏"蛋白，胆固醇主要以低密度脂蛋白形式存在于血液中；后者便是身体中的"好"蛋白，与低密度脂蛋白作用相抗衡，具有防治动脉粥样硬化的作用，是保障身体健康的小卫士。

4. **载脂蛋白A1**：1.1～1.6克/升。它就好像是一只勤于工作的小船，载着高密度脂蛋白，一边结合周围组织中游离的胆固醇，一边促进动脉壁细胞中的胆固醇的清除，最后还要将其运送到肝脏进行代谢。如果人体中没了它，那么恐怕这些高密度脂蛋白就没有办法完成职责，进而导致动脉粥样硬化及冠心病的发生。

5. **载脂蛋白B**：0.7～1.0克/升。它是低密度脂蛋白的主要载脂蛋白。它越多，低密度脂蛋白这个家伙越能发挥作用。即使总胆固醇低于正常水平，仅载脂蛋白B升高，也是发生冠心病的危险信号。

值得注意的是，每个人血脂是否异常会因为自身所具有的危险因素的不同而不同，对于糖尿病、冠心病患者来说，应该将血脂控制在化验单所显示的正常参考值以下才是比较安全的。血脂异常者通常做法是先将低密度脂蛋白降到参考值内，而对于患有糖尿病、冠心病患者来说，仅将低密度脂蛋白降到参考值内便是不可取的了。

（1）患急性心肌梗死、不稳定心绞痛、冠心病或者脑血栓病任何一种病兼糖尿病者，每6～7人中在未来10年中就会有1个人会发生心肌梗死，属于高危患者。低密度脂蛋白应降到<2.1毫摩尔/升（80

毫克/分升）。

（2）患糖尿病、脑血栓、高血压兼其他3个危险因素者，低密度脂蛋白应降到<2.6毫摩尔/升（100毫克/分升）。

（3）患高血压兼任何一个其他危险因素者，低密度脂蛋白应降到<3.4毫摩尔/升（130毫克/分升）。

（4）无任何疾病或危险因素的血脂异常患者，低密度脂蛋白应降到<4.1毫摩尔/升（160毫克/分升）。

注：危险因素主要包括吸烟、高血压、高密度脂蛋白胆固醇含量过低、早发冠心病家族史、糖尿病、年龄等。

了解了这些知识，是不是有种茅塞顿开的感觉。看化验单是不是也变得很简单了呢？

 小贴士

在复查高脂血症时，要提前1个月安排控制饮食。为了更准确地了解自己的血脂状况，最好在抽血前禁食12小时以上。

注意事项：避开降脂常见误区

一提到高血脂症，人们总会先入为主地认为胖瘦、年龄等因素是其必要条件，其实仅仅依据这些因素来判断是否患有高血脂症，是不准确的，是大多数人对此病的认知误区。临床表明，除了在患病概率上表现显著外，这些因素未必就会导致高血脂症的发生。

误区1：胖瘦决定是否有高脂血症

患者有疑惑

曾经有位很苗条的女性患者拿着血液化验单来找我，她认为一定是医生将化验结果搞错了，像她这种平时很注意身材，饮食有节制的人不可能会出现血脂异常。我叫她坐下，先平复下情绪，经过仔细询问后了解到这位女士的父亲是患有糖尿病，这就说明遗传因素不可排除，再加上虽然在饮食方面吃得不多，但是由于工作繁忙常以含高脂肪的快餐为主。综上所述，这位女士的检查结果得到"血脂异常"四个字也就不足为奇了。

专家来解释

在很多人的观念里都觉得高脂血症就应当是胖子的专利，瘦人连脂肪都很少，又怎么会得高脂血症呢？实际上，高脂血症并不是胖人的专利，在心内科有近50%的人既不超重也不肥胖。还有很多胖人，虽然摄入的脂肪可观，但是身体素质却很好，机体对碳水化合物、脂类的代谢功能非常健全。虽然惊人的体重摆在那，但是即便是看起来全身的脂肪，却并不会出现脂代谢异常。而瘦人的群体中却包含很多"假瘦"份子，这种瘦很可能是因为患了某种疾病，如糖尿病便是造成脂代谢异常的一个原因。既然如此，这些"假瘦"份子的血脂又怎么会正常呢？

当然这并不是说，胖人就可以不顾体重的多少肆意妄为了。特别是已患有高脂血症的胖人，血浆胆固醇和三酰甘油的升高都是与肥胖程度成正比的，体重的下降能够使血浆三酰甘油下降到正常水平，从而避免动脉粥样硬化、冠心病、胆石症及痛风等疾病的发生。

误区2：孩子不会得高脂血症

 患者有疑惑

有一次，我参加一个公益性活动在外出诊，有一位中年妇人抱着一个四五岁的孩子来我这里看病，大概情况是说自己的孙子在医院做了检查，结果却被确诊为高脂血症。虽然妇人自己也是高脂血症患者，但是确诊时已经40多岁了。而自己的孙子才这么小，怎么可能会得这种病呢？我安慰她，并奉劝她，回去之后让孩子的父母也去医院做一次血液检查，看看是否患有高脂血症，不要因为平时没有感觉就觉得自己一定没有事。一个四五岁的孩子如果患上高脂血症，多半离不开遗传因素。一个月后，妇人特意上医院找到我，如我所料，孩子的父亲果然也患有高脂血症！

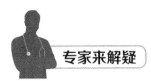

专家来解疑

在过去，我们常常会觉得高脂血症是成年人的"专利"。可是事实证明，这种病发生在孩子身上也并不是少数，而且将来可能发生心脏病的概率很大。因此，早期做好防范工作显得十分重要。

1. **遗传方面**：研究表明，如果爸爸妈妈中有一方患有高脂血症，那么孩子将有50%的遗传概率，倘若爸爸妈妈双方都患有高脂血症，那么孩子遗传这种病的概率将上升到75%。即便是爷爷奶奶、姥姥姥爷中只有一个人患有高脂血症，孩子的得病率也非常高。

遗传会通过多种机制引发高脂血症，部分可能发生在细胞水平上，主要表现为细胞表面脂蛋白受体缺陷以及细胞内某些酶的缺陷，也可发生在脂蛋白或载脂蛋白的分子上，多由于基因缺陷引起。对于遗传性的高脂血病来讲，由于父母很可能会将病症传给下一代，所以应当在孕前就做足准备，备孕夫妻应当注意饮食健康，多运动，消除身体堆积过多的脂肪，提前调理好身体再进行备孕，尽可能减少未出生的孩子将来患病的可能。据相关资料表明，坚持母乳喂养也能够降低孩子患有高脂血症的概率，所以孩子出生以后，为了孩子的健康最好坚持母乳喂养。

2. **饮食不当**：除了遗传因素，儿童血脂异常最大的原因莫过于饮食了。现在的孩子大多都是肯德基等便捷快餐的常客，当然不仅仅是这个，还有各种各样高热量、高糖的零食，这也是孩子发胖及引发血脂异常的主要原因。

（1）2岁以下的婴幼儿其生长特点为发育迅速，为了满足生长速度，则需要摄入较高的热量，因此可以对这个年龄段的孩子不加以限制含脂肪和胆固醇食物的摄入。

（2）3～5岁儿童应当开始注意控制饮食中脂肪供应的热量。其摄入量应当小于或等于总热量的20%。这个年龄段的儿童所摄食物已向多样性方向发展，除主食外，更应着重于蔬菜和水果的摄入量，以保障营养均衡，适应生长发育及维持标准体重。

（3）6～12岁儿童正是良好饮食习惯养成的最佳时段。一日三餐应做到定时定量，防止因偏食、常吃零食而造成的营养失衡。另外，餐间吃些水果也是十分有必要的。

（4）12～18岁青少年是人生第二次快速发育期。足够的营养才能够满足身体生长的需求。但是，这并不意味着什么都可以肆无忌惮地吃，要注意限制饱和脂肪酸和胆固醇的摄入，饱和脂肪酸主要包含在动物油脂中，对其摄入量应控制在摄入总热量的10%之内，胆固醇主要包含在动物内脏中，对其摄入量应控制在30毫克/日以内。

3. 缺乏运动：好动本是孩子的天性，但是却有不少孩子对运动缺乏兴趣了，吃得好，运动少，这也是孩子患上高脂血症的原因之一。当然对于那些因为性格、心态等方面不愿意去参加体育锻炼的孩子，强迫就范是万不可取的，这种做法只会造成反叛心理越演越烈。一般来讲，自己就不喜爱运动的家长很难激发孩子进行锻炼，因此，最好的办法就是家长能够给孩子做榜样，尽量使运动成为自己生活的一部分，孩子有样学样，再加之家长的鼓励，慢慢地就会喜欢上运动了。

小贴士

在用餐细节方面，亦应养成"食不言"且细嚼慢咽的好习惯。

误区3：血脂越低越健康

患者有疑惑

我曾碰见过这样一位中年女性患者，没有遵从医嘱，擅自加大药量，将胆固醇水平降到4.0毫摩尔/升以下。这位患者拿着化验单来找我，我郑重提醒她，这种血脂值已经严重偏低了，倘若再继续降下去，随时会有脑出血的危险。

专家来解疑

很多患者会有这样的想法：血脂降得越低，心脑血管就越安全。其实不然。随着高脂血症患者的增多，更多的人都已经认识到通过控制好血脂，可以预防动脉粥样硬化，减少冠心病的发生。大量流行病学资料也证实：每降低1毫摩尔/升的低密度脂蛋白胆固醇，即"坏胆固醇"，冠心病的风险至少降低20%。但是，倘若年龄偏大，特别是超过70岁的老年人，当胆固醇水平低于4.16毫摩尔/升时，其危险性与胆固醇水平高于6.24毫摩尔/升相当。尽管脑出血发病率总体规律是随血清胆固醇水平下降而降低，可是当血清胆固醇低于3.64毫摩尔/升的范围时，脑出血发生率反而更高。

像我上面提到的这位女士一样为了追求快速降血脂而乱用保健品，甚至擅自加大药量，会对肝功能造成严重损伤，更易增高脑出血的发生概率。不仅如此，血脂水平过低也并不益于身体健康。影响血脂异常的主要成分为胆固醇和三酰甘油，它们是人体不可缺少的生理物质。胆固醇主要负责合成维生素D，用以调节人体钙、磷代谢；与蛋白质结合成脂蛋白，用以构成细胞的生物膜，是人体内多种重要激素的组成物质，如肾上腺皮质激素、雄激素、雌激素等。三酰甘油更像是生产和储存着能量的管家，如果人体不能提供能量或能量过低时，管家没"粮"了，那管的这一家子也就都饿死了，生命就会受到威胁。当人体处于禁食或饥饿时，机体就要依靠脂肪来提供能量，维系人体正常生理功能。倘若将血脂降得过低，无法给人体供给，这往往是长期营养不良或慢性消耗性疾病、肿瘤恶病质的危险信号，绝非儿戏。

对于降血脂目标应遵循科学参考指标：单纯高脂血症患者，低密度脂蛋白只需要降到3.4毫摩尔/升（130毫克/分升）以下就可以；如有稳定的冠心病，低密度胆固醇应达到2.6毫摩尔/升（100毫克/分升）以下；而那些已患有冠心病且合并多种危险因素，包括糖尿病、代谢综合征、急性冠脉综合征，或严重的控制不良的危险因素，如吸烟等患者，则要降到2.08毫摩尔/升（80毫克/分升）以下。

小贴士

血脂异常的年轻人也不能盲目追求"低"血脂，而偏离了标准。倘若血脂水平过低可能还会引发厌食现象，特别是女性朋友，还可能出现闭经情况，那就得不偿失了。

误区4：血脂正常就停止治疗

患者有疑惑

家里有位远房亲戚两年前来找我做检查，当时查出血脂异常，三酰甘油比参考值高出三倍以上，后来，根据治疗方案进行药物、饮食兼运动多重治疗后，三酰甘油恢复到了正常水平。然后，高高兴兴地回家了。最近，这位亲戚又来找我，说自己总是感觉到头昏脑涨，吃过饭后更是犯困。做过检查之后，原来三酰甘油又回到了他初来检查时的水平。我仔细询问后才知道，原来，这位亲戚自从检查结果恢复正常后，就马上停药了。像这种盲目的做法，如果高脂血症不再次找上你，那也就真是奇怪了。

专家来解疑

高脂血症是一个长期的调理过程，其对动脉粥样硬化和冠心病的促进作用终生存在，且逐步加重。在这期间停药的话就会导致复发。据国外长期的临床治疗成果显示，在治疗初期血脂达标后，仍然应在医生的指导下坚持最小维持剂量，这种做法对血脂保持正常指标起到了很好的维持作用。因此，只要身体没有出现严重的或不能耐受等不良反应就不应轻易停药。究其原因主要是医生给动脉粥样硬化的患者中使用他汀类药物，降血脂只是其中的一个目的，更重要的是使动脉壁上的粥样硬化斑块稳定下来，以避免病变的加深。也就是说我们更需要的是这种药物在降血脂功用之外的作用。这类药物不仅可以降低胆固醇，还具有抗炎症、抑制免疫、改善血管内皮功能、抗血栓、抑制血管平滑肌增殖、抗心肌纤维化等多种作用。而这一点正好与治疗血脂异常的根本目的相吻合，即控制动脉粥样硬化斑块的发生和发展，从而降低心脑血管疾病所带来的严重伤害。因此，除非高血脂症患者有禁忌症，反应不耐受，都应坚持服药。如果血脂明显偏低，可以减量，但不应停药。另外，高脂血症患者还应当养成良好的服药习惯，特别是记忆力不好的老年人，一定要专门提醒，以防误服或漏服。服药习惯的养成有助于药物发挥出最大的效力，倘若停停服服，想起了再吃，往往会造成血脂不易控制，使血管内皮功能的稳定性大大降低，导致动脉粥样硬化的形成，进而威胁到身体健康。

第三步：学会判断自己是否血脂异常

高血脂判断一：身体外观及生活细节

患者有疑惑

有位男性患者肚大如球，常被朋友们戏称"怀了孕"，他自己也知道是因为平时应酬多，常饮酒而产生了"将军肚"，平时表现也无非是瞌睡多些，似乎无论多么吵、多么不舒服的地方都可以迅速睡着，对此，他觉得自己不痛不痒，睡眠还好，根本没有担忧过自己的身体。然而，在最近的一次血检中，他却被检测出甘油三酯含量严重超标，无疑高脂血症已经找上门了。他苦着脸来找我问其原因。我一看到他的"大肚子"，便了然于心。这肯定与患者长期摄入过多的糖、饮酒、吸烟等因素脱不了关系。

专家来解疑

故有人类健康"隐形杀手"之称的高脂血症也并非真"隐

形"，其实只要平时对自己的身体多一份关注，就必然会从中找出端倪。像上述案例中的这位男士，"将军肚"这种身体上出现的明显特征，其实已经意味着有了患上高脂血症的可能。现在让我们一起来了解一下生活中还有哪些常见的身体外观方面显现的特征是可能与高脂血症有所关联的。

1. **观察自己的腹部**：很多人由于日常脂肪摄入过多，在吸收的过程中很难被消化溶解并排出体外，经常年累月的堆积，形成顽固脂肪，堆积在腹部，形成了所谓的将军肚、啤酒肚。十个大肚子、九个高血脂！虽然"胖"并不意味着就有百分百的患病可能，但是其概率肯定大大高于常人。因此，要警惕"大肚子"的出现。

2. **黑眼球边缘是否有黑环**：平常要注意观察自己的眼睛，也许会发现一些端倪。对镜自视，将眼皮上抬，看看黑色眼球的边缘是否存在一圈灰白色的环形形状，如果答案是肯定的，那么就一定要加以重视，及早检查。

3. **皮肤上是否出现黄色瘤**：顾名思义，颜色上体现为黄色、橘黄色或棕红色，形态上体现为斑丘疹、斑块或结节。其特点为柔软、略高出皮肤表面、与正常皮肤分界清楚、呈小片状或米粒大小。它通常长在皮肤或肌腱部位。比较特别的是，黄色瘤还可以发生在上眼睑与内眦部位。曾有位体型较胖的患者就在上眼睑处长出过这种淡黄色肿块，米粒大小，消了又长，总是不除根。我看过之后，告诉她，这便是黄色瘤的一种。这种现象虽不多见，但却很有代表性，之所以会这样是因为血液中的胆固醇太多了，而血液中蓄积它的仓库太小了，装不下了，多余的胆固醇便在眼皮上沉积了。

当然，绝不可能仅仅这一个地方，它还会沉积在你看不到的机体内的动脉血管内膜上，进而引发更严重的伤害。我常讲，人体功能很强大，在遇到伤害时都会做出反应让你知道，而这种黄色瘤就是它发出的求救信号。

4. **到哪里都赶不走的瞌睡虫**：高脂血症患者另一个明显特征就是随时随地都想来一觉。睡意说来就来，不论是在办公室、沙发还是车上，只要不受外界影响，一准大打瞌睡。这种现象常被误解为"懒"或是"累"，其实它是因为血管内脂肪垃圾过多，导致血流不畅、供血不足，血液中含氧量相对偏少，而被迫表现出来的表象，有此症状的人群不可忽视。

5. **断断续续的呼噜声**：高血脂患者一旦进入睡眠就特别爱打呼噜。呼噜声音也十分有特点，喘息频率并不是延续的，而是抑扬顿挫的。他们常常通过喜欢张嘴用"口"来呼吸，有停顿感，忽高忽低，听起来像是要憋住了，停顿几秒，突然长叹一口气，感觉要停止呼吸一样，真是吓死人。有这些症状的人一定要提高警惕，尽早就医。

高血脂判断二：自我感受

患者有疑惑

有一位患者曾经问过我："都说高脂血症早期症状不明显，为什么我在没有血检之前就已经出现明显的身体不适反应了呢？是不是我的病情比较严重呢？"原来，这位患者在未就医之前，就常常会感到头晕脑涨，起初他并没有在意，以为自己患了头痛病，还经常服用止痛药来缓解，直到出现了视物不清，他才意识到了问题的严重性，一检查果然患上了高脂血症。

 专家来解疑

高脂血症其实并不像人们所说的早期症状不明显，只是大多数人都会像案例中这位患者一样，出现的症状都与生活中常见的"头疼脑热"混淆在一起，当成了寻常病来医治，直至问题严重才意识到身体出现了大问题，从而延误高脂血症的治疗。那么，高脂血症会通过什么样的表现来向我们的身体拉响健康警报呢？

1. **头晕**：这是高脂血症患者最常见的症状之一，主要是因为长期的脑动脉硬化及血黏度增高，从而使脑部缺血缺氧而致。你可以想一想，平时自己是否常常觉得头昏脑涨不清醒。再回忆一下，每天起床后有没有头脑不清楚的感觉，而这种感觉在吃过早餐后会有所改善，到了午后，犯困的感觉又上来了，而到了晚上却又尤为清醒。如果这些症状全被我言中，那么，在很大程度上可能你已经患上了高血脂症，至少有得上这个病的趋势。

2. **视力下降**：俗话说"眼睛是心灵的窗口"。相对于皮肤或肌腱等部位出现的病变，眼睛出现问题会更为严重。当血液变黏稠后，流速必然会减慢，视神经与视网膜仿佛是嗷嗷待哺的婴儿，没有充足的滋养就会出现问题，继而发生暂时性缺血缺氧，从而导致视物模糊。如果患者已经有严重的高脂血症，视网膜血管还会发生颜色近淡白色的症状，这其实是由于血液中的三酰甘油的脂蛋白含量太高而产生的现象。

不仅如此，我们不是常常在说"满则必溢"，一些脂蛋白挤得实在受不了了，就有可能从毛细血管中漏出，在视网膜上呈现出黄色斑片，从而严重影响视力。高脂血症对视力的影响还表现在视网膜静脉血栓的形成，这会造成其内血管阻塞，因不易被及时发现，更为危险。

3. 肢体乏力抽筋疼痛：如果患者已经有这样的感觉，基本上可以说你已经患有高脂血症很长时间了。由于受闭塞型动脉硬化、脂肪代谢紊乱及血液循环不佳的影响，才会使人感觉到肢体乏力，腿部总是觉得发寒、麻木、抽筋疼痛，甚至不自觉地走路跛脚，这些都应引起重视，轻则形成血栓，重则引发缺血性坏死，导致高位截肢。

4. 腹痛：由高脂血症引发的腹痛常发生于饱餐过后，这是由于肠系膜硬化引起的胃肠缺血所致。

5. 短期内发生症状：在很短的时间内出现记忆力急速减退，或是在手部、面部出现较多的大而颜色较深的黑色斑点，要引起高度重视，及时就医。

高脂血症临床表现主要有两方面：一是脂质在血管内沉积引发的疾病，如动脉粥样硬化等；二是脂质在真皮内沉积所引发的黄色瘤体。上述症状皆由以上两方面而来，在生活中，只要我们对自己多一份细心，对身体多一份关心，及早发现身体的异样并不是什么难事。莫要讳疾忌医，将小事拖成大事，反而得不偿失。

高血脂判断三：易受青睐人群

众所周知，疾病的发生总会因人而异。高脂血症发生率虽然很高，但是也存在一些选择性。这些容易招致高脂血症"偏爱"的群体，我称他们为易发病人群。审视一下自己，看看是否能对号入座，无则更好，有则提早做好预防，让高脂血症无路可侵。

1. **家族遗传者**：现在人们的生活水平好了，高血脂症的发病率与日俱增，虽将它称为富贵病，却没有一个人喜欢它。因此，也有更多的人提出疑问，既然和后天的"吃"脱不了干系，为何还具有遗传性呢？

准确地讲，家族性高血脂症称为家族性高胆固醇症，它的遗传基因缺陷已经基本清楚，是一种常染色体共显性遗传病。这是脂质代谢疾病中最为严重的一种。还记得我们提到过的"坏"蛋白吗？这种疾病会使它在血液中的含量极度升高，使动脉粥样硬化提早发生。这便是为什么有很多患有这种家族遗传性疾病的年轻人，容易栽在心脏病发作、脑卒中的手里。

2. **中老年人群**：人们常会说："岁月不饶人"。步入中老年以后，人体血管上皮细胞的功能会逐渐衰退，血脂中的总胆固醇、低密度脂蛋白固醇、三酰甘油及载脂蛋白B水平均明显高于中青年。一般要过了80岁后，这些血脂主要成分水平才会慢慢下降，要到90岁才会与中青年持平。看来，得了高脂血症的中老年人如果不进行治疗，就个个都要寿长百岁才能在血脂水平上与中青年人做番较量了。当然，出现这种情况也并不奇怪，人老了，身体功能肯定会有所下降，对脂质代谢能力及对糖的耐量都会有所降低。这虽是大自然不可抗拒的规律，但是只要中老年人能够调整好自己的生活方式，在很大程度上会减轻或避免血脂与年龄同增的情况。

3. 饮食不当者：对于高脂血症来讲，饮食可谓是重中之重。它就像一把双刃剑，不良的饮食习惯将助长血脂异常的气焰；而良好的饮食习惯同样也可能会把已得的疾病吃回去。

（1）杜绝过"高"食物：指的是高热量，高脂类的食物。如肥腻、甜食、高固醇食物等。

（2）杜绝晚餐过迟：因为吃过晚餐后，人们很快就会上床休息了，如果这时胃还在工作，它就会需要大量的血液过来帮忙，这样会引起血液中的脂肪含量急剧上升。

（3）杜绝偏食挑食：只爱吃高脂肪或高热量的食物，蔬果类的食物却摄取量不足的话，血液中"坏"胆固醇和三酰甘油的含量就会增高。维生素摄取的缺乏，也使得对抗"坏"胆固醇的队伍中痛失一员主力大将。

4. 嗜好烟酒者：香烟中含有大量的尼古丁和一氧化碳，长期吸烟者会使血液中总胆固醇和三酰甘油含量增高，高密度脂蛋白胆固醇降低。也就是说，坏物质增长了，好的物质却下降了。同样，大量饮酒也百害无益。乙醇可以促进低密度脂蛋白、三酰甘油的合成及清除，从而影响脂质代谢。我们常听说的"饮酒吃肉"，实则是大忌。长期频繁地酒肉同欢，体重必然会增加，进而使三酰甘油水平随之增长。因此，控制吸烟喝酒是预防及控制高脂血症的重要措施之一。

5. **情绪不佳者：**现代人看病已经越来越注重心理因素了，精神压力过大、紧张、烦躁等都会使人体内的儿茶酚胺分泌增加，游离脂肪酸增多，进而使胆固醇、三酰甘油水平升高，直接影响人体血脂代谢。蝼蚁尚可溃堤，倘若不佳情绪长期得不到疏导，身体必然会吃不消，出现这样那样的毛病。

6. **其他疾病的人群：**人体就像是一个大系统，存在着千丝万缕的联系。糖尿病、高血压、甲状腺功能减退、肝病、肥胖等疾病，都会使体内脂肪代谢紊乱，继而引发高脂血症。

降脂始于三餐，吃对是关键

吃对第一步：吃对方法，事半功倍

吃对第二步：学会限制胆固醇及脂肪摄入

吃对第三步：关注影响血脂变化的营养元素

吃对第一步：吃对方法，事半功倍

开启正确烹调方式——蒸、煮、炖等

在日常生活中，我们用炸、煎、煮、炒等各种各样的方法对食材进行加工。虽然每种烹调方式各有特点，做出的食物也各有千秋。但是，既然身体有了毛病，本着对自身负责的原则，也应该在众多烹调手法中有所取舍，依据高脂血症患者低脂、低热量的饮食要求，少选择快餐食品，稍微多腾出点时间用在"烹"上，你付出一分，身体自然会回报给你几分。

1. 开启正确烹调方式

（1）蒸：将食材及调料准备好后，隔水加热，利用水蒸气高温烹制食物。比如，将鱼收拾干净后，放葱丝、姜丝铺底，加入调味料，料油去腥，放入锅中蒸20分钟左右，一道美味就做成了。

（2）煮：这是家庭最常用的烹调方式之一。将食材下锅后加水，先用大火将水烧开起泡，再转小火将食物煮熟。一般适用于体积小，易熟的食物。

（3）炖：将食材切稍大块后放入锅中，注入适量清水，没过食材，放入调味料，打大火烧开，去浮沫，再转小火炖至熟烂。

（4）熬：在煮的基础上继续以小火烹调，比炖更要费时，将食材的精华煮出，多适用于胶质重的食物。如将猪皮熬成皮冻，银耳熬出胶质。其特点为味浓，烂熟易消化。

（5）煨：用小火或是锅余热对食物进行较长时间加热的烹调方式。具体操作方法：一是将食材放入锅中以小火慢慢煨至熟烂；二是用菜叶、荷叶等将食材裹入其中，外扎紧，黄泥外糊于外，置于火灰中，利用火的余热将其做熟，现代手法称为坑烤。其特点为熟酥、味香浓。

（6）凉拌：最常见的莫过于凉拌。生食或近于生食的一种烹调方式。将食物洗干净，加工成丝、条、块等形状。可直接加入调味料拌均，也可用开水焯一下再拌。一般水果、蔬菜更适用于这种方法，能较好地保存食物的营养和有效成分。其特点为鲜嫩清脆，清淡可口。

以上烹调方式相较于炒、炸、煎等方法在帮助患者降血脂方面表现更为突出，其原理是在不破坏食物本身味道的同时，很大程度上减少了高脂血症患者对食物油的摄入，从而防止饱和脂肪酸被人体吸收后，产生过高热量，造成血脂高、脂肪堆积、肥胖等问题，有效避免高脂血症、高血压等心血管方面的疾病发生。

2. 烹调方式生活妙招

（1）以滑水代滑油：烹调中有一种方式称为"滑"。我们在饭店吃饭的时候，一般厨师都会用油来"滑"可使成品滑嫩爽口。为了健康，我们不妨在家里烹调的时候，用水来代替油，只要方法得当，口感也是不差的。

烹调方法：原料上浆后分散着放到沸腾的大水锅中，划散后即捞出，沥干水分再与之调和。这样做不仅可以省油，还可以解决高脂血症患者的饮食难题。由于水温总是保持在100摄氏度，操作起来也很方便，而成品除原料的表面不及油滑光滑外，其滑嫩质感都是非常好的。

（2）以煸代滑油：这也是一种减少食用油摄入量的方法，虽不及上一种用油少，但是相对于一些要求用油"滑"的菜式来讲，已经进步了不少。

烹调方法：把浆的原料放入比一般煸炒素菜略多一点的油的锅里，将原料炒散，再调味成菜。在烹调过程中，锅一定要烧热后滑，原料下锅后见底部原料的糯糊粘住原料再轻轻翻炒，使原料均匀受热。它的缺点是操作不当易使原料脱浆或使原料质感稍老。

（3）以煎代炸：炸一般要求用油较多，煎相较而言用油少，而且煎所传导的热量比炸更大。

 小贴士

高脂血症患者不宜多采用焖、炒、炸、烤等烹调方式。

关注引发病症的食物——碳水化合物、咖啡类

患者有疑惑

　　我曾给一位轻度高脂血症患者设计过一套降脂方案，主要通过减压、饮食及运动来进行调节。像这种轻度高脂血症的患者，只要稍加注意，科学饮食，坚持一段时间必然会有所成效。然而，没想到过了半年她的血脂不降反升，令我感到诧异。后来，经过仔细询问后才知道，这位女士啊，有一个嗜好，就是特别爱吃蛋糕配咖啡，每天睡前都得喝上一杯加糖咖啡。这也难怪她的病没好反而更严重了呢！要知道，糖和咖啡可都是高脂血症患者的大忌。

专家来解疑

　　1. 碳水化合物是人体生命活动必不可少的物质，但是过量地贪婪甜食，会导致身体摄入的糖分过高，不但会引起肥胖还会使血脂代谢发生异常。不同种类的碳水化合物对血脂的影响也各不相同。在相同热量条件下，多糖可使血液中三酰甘油水平降低；单糖（葡萄糖、果糖）和双糖（庶糖）则会使血液中三酰甘油水平升高。

　　这些糖分在肝脏中转化成内源性三酰甘油，使血液中三酰甘油的浓度增高。长期大量地食用过甜品还会使胰腺过多地分泌胰岛素、碳水化合物和脂肪代谢紊乱，致使人体内环境失调，进

而引发高脂血症、糖尿病、肥胖症、佝偻病等。一般来讲，碳水化合物对血脂的影响，同龄男性比女性敏感，老年人比青年人敏感。因此，年岁大的老人更应控制碳水化合物的摄入量。而女性朋友，长期嗜好甜食还会引发妇科炎症，如阴道炎、乳腺癌等病症的发生。

2. 咖啡豆含有碳水化合物、蛋白质、脂肪、烟碱酸、钾、粗纤维、水分等营养成分。因为咖啡豆中还含咖啡因、单宁酸、生物碱等物质，可以起到缓解疲劳、提神等功效，所以很受脑力和体力劳动者的喜爱。但是，对于高脂血症患者来讲，饮用咖啡是非常不适宜的。虽然少量饮用咖啡被认定为可以分解储藏的脂肪，具有一定的减肥功效。但是一旦过量，血液中的游离的脂肪酸就会增加，胆固醇亦会升高，易引发冠心病，平衡利弊，还是不喝为妙。如果无法戒掉，每人每天不超过3杯为宜。另外，煮咖啡以高压蒸汽或悬滴式进行烹煮时，浸泡为主的煮法更可取，因为咖啡豆与热水接触时间短，因此提取出的促使胆固醇升高的油性物质相对较少，更健康些。

正确调理饮食口味——限盐控油

患者有疑惑

我有位朋友患有多年的高脂血症，治疗一段时间，却成效不大。他有个爱好，经常举办家庭式的聚会来招待朋友以展示自己的厨艺，虽然菜品做得都很精致，但是参加聚会的朋友都会有同一个感受——就是太油太咸了。我常叮嘱让他少油少盐，病自然就会好了。但是他却不觉得，认为自己并没有放太多盐。后来，偶然机会我出差给他带了一套"限油勺"和"限盐勺"。一段日子后他又来找我看病，拿着化验单高兴地对我说，上次我给他的限油盐量的勺真是太好用啦，有了这个标准比较才知道自己以前吃油盐的量真是太大了，严格按标准执行后，没出半年，自己的血脂竟然降下来了！

专家来解疑

人体对油及钠盐的需求都不高，每天烹调油不超过25克，食盐则不超过6克（包括酱油、酱菜、酱中的含盐量），即可以满足生理需求，而实际生活中，像我这位朋友一样，摄取了过量的油与盐却还不自知的绝不占少数。

1. 油脂类摄入过多为什么会引起血脂异常：现在的生活好了，绝大部分的家庭在进行烹饪时都会选择植物油。虽然这比用动物油要好了很多，但是却仍不能忽视植物油中的高热量。如果我们拿100克植物油和100克猪肉来比较它们的热量结果会如何？3780千焦耳比1659千焦耳！过高热量摄入会明显增加肥胖、高脂血症、糖尿病、心血管疾病发生的危险性。

植物油中的不饱和脂肪酸的熔点很低，不会轻易地沉积于血管壁上，而且还可以起到阻止固醇吸收的作用。根据这一特点，高脂血症患者可以选择不饱和脂肪酸含量高的食用油。如花生油、橄榄油、茶油、玉米油、大豆油、葵花籽油等都是不错的。

当然，高脂血症者也并不是无油最好。倘若膳食脂肪不足，会导致脂肪酸缺乏，损害皮肤健康。适量地摄入油，不仅满足了人体对必需脂肪酸的需要，也会对人体吸收维生素等有益物质起到促进作用，并且可以预防胆结石。因此，对于高脂血症患者来讲，一点油星都不见的饮食方式也是不可取的。

2. 食盐摄入过多为什么会引起血脂异常：食盐虽然具有增味、杀菌、解腻、防腐的功效，但是过多地摄入食盐会导致人体摄入过多的钠，从而造成体内水钠潴留。导致血管平滑肌肿胀，管壁变细，血管硬化和血压升高，加重心脏和肾脏的负担，亦不利于脂质代谢，从而导致血脂异常。生活中，很多人吃盐多口重，无非就是贪一个"味"字，在这里我给大家推荐一些取代"重盐味"的烹饪窍门。

（1）油香味：锅中放少许油，将葱、姜、蒜等放入热锅中爆香，可增加食物的可口性。

（2）糖醋味：酸甜可口，刺激味蕾，相对减少对咸味的需求。

（3）酸味：寻找食材中的酸，如柠檬、苹果、柚子、橘子、番茄等，使菜肴变得与众不同。

（4）原味：利用蒸、煮、炖等方式进行烹饪，有助于保持食材本身特有的味道。

（5）调料：花椒、大料、肉桂、五香、八角、当归、枸杞子、川芎、大枣等香辛料，都是下厨神帮手。

（6）把握放盐的时间：选择在出锅前放盐，这样盐分就不会渗入菜中，有效地控制了摄盐量。

（7）凉拌或生食：生吃或凉拌可以减少盐的摄入量。如将蔬菜、水果拌上沙拉酱食用也是不可多得的一道美味。

3. 粗茶淡饭才是人生佳肴：高脂血症患者的最佳饮食方案即为"粗茶淡饭"。不仅满足"限盐控油"饮食方式的需求，常喝淡茶对高脂血症患者也是非常有好处的。

"粗茶"其实并不是指我们常饮的精装茶叶——新茶，而是夏季的"粗茶"。这是因为新茶较嫩，口感好，卖的价格较贵，茶农不舍得喝，他们常选择在夏季采来的粗茶饮用。到了夏天，茶树因为强光照射而迅速生长，叶子就会变得肥厚起来，味道较苦，口感欠佳。但是，其实这种"粗茶"中，树叶里含有的多酚类物质与丹宁更为丰富。因此，经常喝这种茶的茶农们一般都身体健康，精神焕发，很少有人患癌症、糖尿病或心血管疾病。

"淡饭"更是高脂血症患者理应遵守饮食规则，即清淡饮食。主张多吃蔬菜，它可以刺激消化腺的分泌，帮助机体对蛋白质、脂肪和碳水化合物的吸收。蔬菜中含有的酒黄石酸，可以阻止碳水化合物转变为脂肪，果胶可帮助体内排出多余的胆固醇，防止高脂血，保护心脑血管正常功能。除此之外，清淡饮食还应控制盐、油、甜等。古代就有"味过于咸，大骨气劳，短肌、心气抑""咸则伤筋、酢则伤骨"等记载，过咸的饮食会吃进较多的钠，钠则会刺激甲状旁腺分泌增多，激活"破骨细胞"膜上的腺苷酸环化酶，促使骨盐溶解，易发生骨质疏松甚至骨折。过咸的饮食还会促使胃酸分泌加强，既会腐蚀、损伤胃黏膜，又为亚硝酰胺合成提供了酸性条件，诱发胃癌。因此，为了身体健康着想，粗茶淡饭才是开启美好生活的正确方式。

管好自己的"嘴"——三餐巧吃助降脂

患者有疑惑

　　若要保障身体的健康，吃好一日三餐是十分有必要的。最近治疗的患者中就有一位高脂血症患者，绝对是被"三餐"给拖病的。这位患者是驻外记者，工作十分繁忙，经常出差。为了赶工作挑灯夜战是家常便饭。参加工作近十年，生活节律毫无规律可言，几乎不做饭，饿的时候有时间就下顿馆子，没时间就用泡面、面包充饥。就连休息的时候，由于连夜工作，早上起来也已日上三竿。用他的话来讲："十年来吃过的早餐数，十个手指都数得过来"。最后怎么样？身体不干了吧？亮起红灯了吧？就算你没有成天的大鱼大肉，就是这不规律的饮食习惯，高脂血症也不会放过你！

专家来解疑

　　从营养学角度来说，健康人的一日三餐宜遵循"早上吃好，中午吃饱，晚上吃少"这一原则。高脂血症不是一朝一夕就能得上的，当然亦不是短时间可以治愈的。所以，这吃饭的功夫是非常重要的。倘若人失了味觉，还要吃饭吗？当然要。因为吃饭不是为了解馋，而是为了保证身体正常发育和健康的。对于高脂血症患者，早中晚三餐的比例最好为3∶4∶3，如果每天吃500克主食，则早晚各150克，午餐200克，坚持一段时间，往往会收到意想不到的效果。

1. **必吃早餐**：现代人在观念里都知道不吃早餐对身体不利，但是却没有引起足够的重视。有些高脂血症患者为了减肥，甚至放弃了享受早餐的权利。最后，不仅没有达到减肥的目的，自己的病情反而加重了。

2. **分类午餐**：午餐吃多少还要取决于人们在日常活动中的强度，一般分为4种：一是卧床休息，每天每千克标准体重所需热量为83~105千焦耳。二是从事轻体力者，包括以站着、坐着或少量走动工作，如老师、办公室职员等，每天每千克标准体重所需热量为109~126千焦耳。三是从事中等体力劳动者，如学生日常活动等，每天每千克标准体重所需热量为130~146千焦。四是从事重体力劳动者，如体育运动、力工、伐木、采矿工等耳，每天每千克标准体重所需热量为151~167千焦耳。高脂血症患者应当根据自身情况对号入座，在保障身体所必需热量的同时，控制好血脂。

3. **清淡晚餐**：俗话说"晚饭要吃少"，这是很有道理的。中国人的饮食习惯于将晚餐做得丰盛些，其实这是非常不益于人体健康的。到了晚上，我们是要睡觉的，而吃进去的食物却没完全得以消化，其中的热量就会随着休息状态的来临而转变成脂肪储存起来。有些人觉得，晚餐吃得晚些多些都没有什么问题，倘若消耗不掉多走动些，多些运动不就可以了。事实上，有很多人是不适合饭后走步运动的，特别是患有高脂血症的人群，因为饭后胃肠活动增加，容易导致血液循环失调。因此，饭后是否应该走走，也是因人而异。如果真要活动活动也应吃过饭后休息20分钟左右，在不感觉疲劳的前提下，再慢慢走动。

4. **杜绝夜宵：**夜宵和零食是高脂血症患者的大忌，我们在超市买来的各种零食大都含有脂肪或碳水化合物，热量较高。这些物质进入人体后会转变成三酰甘油，又恰逢胆固醇的合成主要在夜间完成，倘若用来做夜宵，肝脏的胆固醇就会增加，扰乱身体新陈代谢，造成血脂异常，重者引发动脉粥样硬化。另外，长期吃宵夜过饱还会刺激胰岛素分泌增加，细胞功能减退，加快衰老，导致血糖、血脂异常。

5. **推荐三餐食谱：**

（1）推荐食谱a：

早餐：牛奶1袋，250克；全麦面包，80克；清拌黄瓜，100克。

要求：盐控制在1克，油控制在3克。

午餐：米饭，100克；芹菜炒豆干，芹菜100克，豆干50克；肉肠，20克；凉拌海带，150克。

要求：盐控制在2克，油控制在9克。

晚餐：小米面发糕，小米面25克，面粉25克；杂粮粥，25克；清炖鲫鱼，鲫鱼100克；蒜香油菜，油菜150克，蒜适量。

要求：盐控制在2克，油控制在8克。

（2）推荐食谱b：

早餐：豆浆1杯，200克；花卷，50克；凉拌绿豆芽，绿豆芽100克。

要求：盐控制在1克，油控制在3克。

午餐：馒头，100克；鸡丁炒白萝卜，鸡胸肉50克，白萝卜100克；鲜蘑炖白菜，鲜蘑100克，小白菜200克。

要求：盐控制在2克，油控制在9克。

晚餐：绿豆饭，大米45克，绿豆30克；香菇冬瓜汤，香菇，25克，冬瓜150克；豆腐虾米，豆腐150克，虾米15克。

要求：盐控制在2克，油控制在8克。

合理调整饮食结构——多素少荤

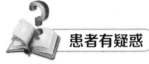

患者有疑惑

素食是指粗粮、蔬菜和水果等，荤食则指肉、蛋等。素食大都含有丰富的维生素、必需氨基酸、矿物质、微量元素等有益于身体健康，而动物脂肪、蛋类食用过多则会导致胆固醇及三酰甘油的升高。一般说来，正常人出现血脂异常，如果偏值不大的话无须马上进行药物治疗。可以通过调节生活方式让血脂恢复正常。

专家来解疑

1. 适量进食肉、蛋：凡事都要讲究"度"，只要食荤有道，其实血脂异常者也可以像正常人一样享受荤菜的美味，同时也可以很好地控制血脂。

肉类：血脂异常者食"白肉"要比"红肉"更佳。白肉指的就是鱼肉，其特点是蛋白质含量高，脂肪含量低，很适合血脂异常者食用。但是很多人往往不爱吃鱼，倘若只爱红肉，红肉指的就是牛肉、羊肉、猪肉，那么取牛肉最佳。牛肉中所含的胆固醇虽然和猪肉、羊肉差不多，但是所含热量却远远低于它们。而较牛的个体部位来说，腿部脂肪是最少的，更适合食用。

蛋类：虽然蛋类营养丰富，但是血脂异常者往往会对它敬而远之。因为每颗鸡蛋胆固醇的含量为250~300毫克，而根据食物营养摄入推荐量，每人每天的胆固醇摄入量应控制在300毫克左右，高脂血症患者更应减少，所以蛋类一度成为血脂异常者餐桌上的禁菜，但是事实并非如此。蛋类虽然含有大量胆固醇，但是吃了之后并不会使人体胆固醇水平提高，反而有利于胆固醇水平的降低，如果实在担心，可以选择只吃蛋清，因为蛋类中的胆固醇主要都含在蛋黄中，实在没有必要每天为了吃一两个鸡蛋而担心。生活中适量地吃些蛋类也是有利于身体健康的。

2. 五谷为养，精中有粗：谷类的营养素都集中在谷类表层或胚芽中，而精米、精面等谷类，由于加工程序较多，已经造成了大量营养素丢失。因此，长期单一地吃精粮身体肯定会吃不消的。再者，各种食物所含的营养成分都不是完全相同的，几乎没有一种食物能够提供人体所需的全部营养。所以，我们常常会讲到"搭配"。主食也是一样，应多吃各种杂粮及豆类，如小米、燕麦、荞麦、赤小豆等，它们含有丰富的膳食纤维，能起到促进肠道蠕动的作用，有利于胆固醇的排出。对于高脂血症患者，主食应占每天进餐总热量的50%～60%，即300～350克米面类，建议保持每周至少进食2～3次粗粮。

3. 蔬果双补，不可互替：我们常常会把蔬菜、水果合并起来称为蔬果，更有高脂血症患者会觉得既然这样称呼自然两者是可以相互取代的，不是让多食素食吗？水果的味道自然要比蔬菜好，便舍了蔬菜，单选了水果。其实，这种做法是很不科学的。单以含糖量为例，同样含热量105千焦耳的蔬菜水果各一份，蔬菜的含糖量是5克，水果的含糖量则为15克，倘若是含糖量较高的水果其差距会更大。以水果替代蔬菜，在不知不觉中吃进了多少糖便可想而知了。不仅如此，蔬菜和水果还有以下几点差别：

（1）虽然蔬果中都含有维生素C和其他多种矿物质，但是含量上却存在差别。蔬菜，尤其是绿叶菜中维生素C和矿物质的含量较多；而水果中除了山楂、鲜枣等含维生素C比较多外，其他水果维生素C及矿物质的含量都低于蔬菜。

（2）大多数水果中都有各种枸橼酸、有机酸等，而蔬菜中却没有这些。我们常常在饭后上个水果拼盘来助消化，是因为枸橼酸、有机酸能刺激消化液分泌。

（3）大多数水果中所含的碳水化合物主要是葡萄糖、果糖、蔗糖等单糖和双糖；大多数蔬菜中所含的碳水化合物主要是多糖。前者中的糖在小肠中可以不加消化或稍加消化就能够被吸收；但后者中的多糖却需要在各种消化酶的作用下，经过消化道慢慢消化水解成单糖，才能被吸收。因此，从人体的消化吸收功能来讲，水果与蔬菜的营养摄取量也是有所不同的。

 小贴士

水果含糖量高，高脂血症患者要取之有量，以免三酰甘油过高。

吃对第二步：学会限制胆固醇及脂肪摄入

了解膳食中的"胆固醇"

患者有疑惑

我有个朋友特别喜欢吃动物内脏，不管是猪肝、猪肺还是鸡肝羊肾等简直没有他不爱吃的。我常劝他小心胆固醇超标，他却不当回事，并说吃的这些都是特别有营养的，不仅可以补铁、补锌、补蛋白质，还有一定的药用价值。不管外出吃饭，还是自己在家做着吃，他都好这一口。日子久了，成了一种习惯，一天不吃都难受。后来，在单位组织的体检中查出了问题，果然为我言中，胆固醇超标了！

专家来解疑

世界卫生组织建议，每人每天摄入胆固醇应少于300毫克，敏感人群应少于200毫克。具体来讲，300毫克相当于一个鸡蛋和不足100克动物内脏所含胆固醇的量。高脂血症患者应忌吃或少吃含胆固醇高的食物，如动物的内脏、脊髓、脑子、蛋黄、贝壳类和软体类。

胆固醇在人体中具有重要的生理功能，是人体不可缺少的营养物质，广泛存在于动物体内，尤以脑及神经组织中最为丰富，在肾、脾、皮肤、肝和胆汁中含量也很高。但是，它也并没有那么可怕，正如我事例中那位朋友所说的，动物内脏中含有丰富的铁、锌等微量元素和维生素A、维生素B$_2$、维生素D等，可以满足人体对这些营养物质的需求，对于正处于生长期的儿童更是天然补锌圣品，对于常常用眼过度的人，也是很好的补眼良方。虽然内脏等食物都含有胆固醇，但是掌握好摄入量，使血液中的胆固醇浓度不要过高或过低，便不会对身体产生伤害。当然，对于高脂血症患者最好做到少食或不食。为了使我们自己能够做到吃下"有数"，了解膳食中"胆固醇"到底都藏在哪里，该如何下"嘴"就显得至关重要了。

按食物重量100克计算，胆固醇含量高于200毫克的食物称为高胆固醇食物，胆固醇含量为100～200毫克的食物称为中度胆固醇食物。

第一位：动物的脑子，按食物重量100克计算，猪脑的胆固醇含量为3100毫克，牛脑的胆固醇2670毫克，羊脑的胆固醇含量为2099毫克。

建议食用次数：每年不超过2次为宜。

第二位：动物的内脏，包括猪、牛、羊、鸡等动物的肾、肝、肺、肠。按食物重量100克计算，内脏胆固醇含量为200～400毫克。

建议食用次数：每月不超过2次为宜。

第三位：鸡蛋黄，鸡蛋中的胆固醇主要集中在蛋黄里。按鸡蛋黄个数计算，一个鸡蛋黄中胆固醇的含量为292.5毫克。其他禽蛋类，如鹅蛋、鸭蛋、松花蛋、鹌鹑蛋等与鸡蛋相差不大，胆固醇含量都较高。

建议食用个数：每天吃0.5～1个鸡蛋为宜。血脂异常者不食蛋黄为好。

第四位：鱿鱼（或乌贼鱼），按食物重量100克计算，鱿鱼（或乌贼鱼）胆固醇含量为268毫克。

建议食用次数：每周不要超过2次为宜。

第五位：贝壳类，包括鲜贝、赤贝、牡蛎、扇贝、鲍鱼、蛤蜊、螺类等。按食物重量100克计算，贝壳类胆固醇含量为100～200毫克。

建议食用次数：每周不要超过2次为宜。

第六位：动物油脂，包括奶油、黄油、羊油、猪油、牛油等，除本身含有较多胆固醇外，这些油脂中的饱和脂肪酸还会促进肝脏合成更多的胆固醇。

建议食用次数：尽量避免食用动物油脂。

以上都是胆固醇含量较高的食物，对高脂血症患者控制胆固醇的摄入量能够起到很好的参考作用。但是，血液中的胆固醇并不完全来自于饮食，这仅仅是预防血液胆固醇升高或使胆固醇值下降到标准范围内的措施之一，并不是全部。虽然如此，控制胆固醇摄入量却仍是防治血脂异常、高血压、冠心病、动脉粥样硬化等心脑血管疾病的重要措施。

营养贴士

中国人自古有"以脏养脏"的说法，认为吃什么会补什么？近些年，国外也掀起不必在意胆固醇摄入量这种说法，但是，对于高脂血症患者，严格限制进食含高胆固醇类的食物还是有备无患的。

选择低固醇或无固醇的食材

 患者有疑惑

接着说说我上面提到的那个爱吃动物内脏后来查出胆固醇升高了的那位朋友。戒吃的过程真是无比痛苦，据他讲，有时做梦都能梦到吃这种美食。我便建议他循序渐进，将次数慢慢减少，从每天吃，减到每周吃1～2次，最后再戒掉。建议以瘦肉、鱼类及蔬菜等食物慢慢取代。等饮食习惯重新形成后，治疗自然就会见成效了。果不其然，大约过了不到半年，他血液中的胆固醇水平基本稳定在参考范围之内了。看来忌口还是很见成效的。

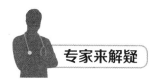

专家来解疑

我为什么要高脂血症患者吃瘦肉、鱼类及蔬菜？原因很简单，它们都是低固醇或无固醇的食物，而这些食物则是高脂血症通过饮食控制血液中胆固醇含量的关键。

自然界中的胆固醇主要存在于动物性食物之中，一般而言，不同的动物以及动物的不同部位，胆固醇的含量存在差别。兽肉的胆固醇含量高于禽肉，肥肉高于瘦肉，贝壳类和软体类高于一般鱼类，按食物重量100克计算，胆固醇含量低于100毫克的食物称为低胆固醇食物。其中包括鳗鱼、娟鱼、鲤鱼、猪瘦肉、牛瘦肉、羊瘦肉、鸭肉、牛蹄筋、猪蹄、兔肉、新鲜牛奶、酸奶、脱脂奶粉、海参、海蜇等。

推荐饮食

1. 鲤鱼：按食物重量100克计算，胆固醇含量84毫克。

鲤鱼本身胆固醇含量较低，其脂肪大部分是由不饱和脂肪酸组成，还可以起到降低胆固醇的作用。另外，鲤鱼还含有微量元素镁和钾，镁可以降低代谢不良引起的脂肪囤积，从而提高心血管免疫力；钾一方面可以促进钠从尿液中排泄出去，另一方面还可以对抗钠，平稳血压，对血管的损伤有防护作用，预防心脑血管疾病的发生。

建议摄入量：每天宜摄入50～100克。

推荐菜品：清蒸鲤鱼。

（1）原料：鲤鱼500克，彩椒100克。

（2）调料：葱、姜各10克，料酒15克，花椒10粒，生抽、鸡精、盐各5克，花生油和香油少许。

（3）做法：①鲤鱼去鱼鳞、内脏后洗干净；彩椒洗干净，切成条状；葱切成段，姜一半切成丝，一半剁成蓉。②将姜丝、葱段、料酒、盐放在同一个容器内，然后均匀涂于鲤鱼全身，腌20分钟左右；后在鱼盘中加水，放入沸水中蒸15分钟。③将鲤鱼取出，将鱼盘中的水倒入炒锅中至沸腾，调入生抽、彩椒丝、鸡精煮2分钟，淋到蒸好的鱼身上，撒姜末、滴入香油即可。

 营养贴士

鲤鱼宜与花生同食，花生中的维生素E可使鲤鱼中的不饱和脂肪酸不易被氧化，二者搭配，有利于营养更好地吸收。

2. 鸡肉：按食物重量100克计算，胆固醇含量100毫克。

鸡肉中含有丰富的B族维生素和烟酸，可以起到修补破损血管的作用，使胆固醇不易沉积，促使肝脏中的脂肪加速排出，避免形成脂肪肝。

建议摄入量：每天宜摄入100克。

推荐菜品：小鸡炖蘑菇。

（1）原料：鸡肉300克，榛蘑100克。

（2）调料：葱、姜各10克，酱油、料酒各15克，八角3粒，白糖、盐各3克，植物油10克。

（3）做法：①鸡肉洗干净切成小块；榛蘑用温水泡半个小时，洗干净后沥干。②将锅烧至六成热，倒入鸡块炒至变白，待水分收干后，倒入切好的葱段和姜片，放入八角，炒香。③加入榛蘑再进行翻炒，调入料酒、酱油、白糖、盐，小炒片刻，加入清水，烧开，炖熟。

营养贴士

鸡肉不宜与李子同食，两者相克，食则拉痢；鸡肉更不宜与菊花同时，同食会中毒。

3. 兔肉：按食物重量100克计算，胆固醇含量59毫克。

兔肉有较高含量的烟酸及卵磷脂，烟酸可加速肝脏及血液中脂肪排出，帮助燃烧脂肪，增加高密度脂蛋白，改善脂类代谢循环，有益于高脂血症及心脑血管疾病患者；卵磷脂具有保护血管、预防动脉硬化、预防血栓形成的作用，对维持血管畅通，维持大脑正常活动起着至关重要的作用。

建议摄入量：每天宜摄入80克。

推荐菜品：兔肉炖南瓜。

（1）原料：兔肉50克，南瓜250克：

（2）调料：料酒5克，葱、姜、盐及鸡精适量，植物油少许。

（3）做法：①兔肉洗干净，切成小块；南瓜洗干净，去皮去瓤切块。②倒入少许植物油，锅烧至七成热，将切好的葱、姜下到锅中，炒出香味，下兔肉，倒入料酒炒至变白，加南瓜块和适量水，放入盐和鸡精，炖熟即好。

 营养贴士

兔肉宜与大蒜同食，可维持维生素B_1在人体内停留的时间，提高吸收利用率。

植物中没有胆固醇，但是却含有植物固醇。植物固醇是植物中的一种活性成分，在肠道内，植物固醇与胆固醇产生竞争，减少胆固醇吸收，因此，有效地降低了血液中的"坏"胆固醇的含量，不仅可抑制癌细胞分化，刺激癌细胞死亡，对防治心脏病也有好处。

1. **谷类**：植物固醇虽然不是植物中含量最高的，但却是用量最大的。如大米、面粉、小米、玉米、紫米、薏苡仁、荞麦米等，几乎我们每天都要吃。在中国膳食指南中，专家建议成年人每天摄入谷类食物300～600克。按照平均400克计算，如果以面粉为主食，则大约可摄入480毫克植物固醇；如果单纯吃大米，则摄入的植物固醇不足110毫克，两者差距很大。

营养贴士

　　如果你所在的地区以大米为主食，那么，一天三餐中的一餐最好改食面食。如面条、饺子、馒头等都是不错的选择，如果可以佐以紫米粥、小米粥、玉米渣粥等杂粮，便会使摄入的营养更为均衡。

　　2. **植物油**：植物油是植物固醇含量最高的一类食物。以常见的植物油为例，每100克大豆油中植物固醇含量约300毫克；花生油约250毫克；芝麻油和菜籽油为500毫克以上；玉米胚芽油中含量最高，可达到1000毫克以上。可以说，植物油是膳食中植物固醇的一个重要来源。

营养贴士

　　有些人认为做菜时"无油不香"，总是多放油，这种做法是不可取的。摄入过多的植物油，会导致热量过剩，增加肥胖、心血管疾病等慢性病的发病率，建议每天植物油摄入量以25克为宜。另外，如果想从植物油中摄取到更多的植物固醇，不妨适当调整食用油种类，如平时以花生油为主要烹调油，倘若将每天25克的花生油换成玉米胚芽油，那么便可以在摄入热量不变的情况下，多摄入植物固醇180毫克。

　　3. **豆类**：豆类中植物固醇含量比谷类高，黄豆尤为出色。每

100克黄豆中植物固醇含量超过100毫克，黑豆和青豆中植物固醇含量也较高。以常见的豆制品为例，每100克豆腐植物固醇含量平均达30毫克；每100克豆浆植物固醇也达到了7毫克。

营养贴士

常食豆制品可增加身体对植物固醇的摄入，如每天喝一杯豆浆（250克），可提供约20毫克植物固醇。每周吃上两三次豆腐，每次摄入量在50克以上，不仅可以提高植物固醇的摄入量，还可以摄取到更多的优质蛋白。

4. **蔬菜水果**：蔬菜水果是生活中不可或缺的一部分，是每天膳食中的重要食物来源。它们不仅为我们提供了丰富的维生素和纤维素等营养物质，还为我们供应了植物固醇。蔬菜中，菜花、西兰花、油麦菜等植物固醇含量高，冬瓜、茄子、柿子椒等植物固醇含量较低。水果中，如橙子、橘子、山楂等植物固醇含量较高，西瓜、香瓜等植物固醇含量较低。

营养贴士

饭后吃些水果，不仅可以有助于消化，还可以补充植物固醇，如水果拼盘，蔬菜沙拉等都是不错的选择。但是值得注意的是，市面上的沙拉基本都是经过改良的，为了追求口感，都含有热量较高的物质，不妨以酸奶代替沙拉，味道也毫不逊色。

最后，告诫高脂血症患者，想要保持低胆固醇饮食还应遵循"六多两少"，即多吃蒜、豆类、麦麸、玉米糠、胡萝卜、脱脂牛奶；减少总摄食量，减少蛋类食物。

学会掌握膳食中的脂肪摄入量

患者有疑惑

在生活中，我们常常可以见到那些"无肉不欢"的朋友，只要不吃肉就不爱吃饭。据了解，很多高脂血症患者都是"食肉动物"。有的这面打着吊瓶，那面还想着打完针后，上哪搓顿好的！"好的"指什么？肯定是少不了肉类吧！人体对脂肪的需求是有限的，每人每天脂肪摄入量为：千克体重数×0.45（克），达到了这个参考值后，再增量，那就是过剩了。

专家来解疑

中国居民膳食营养素参考摄入量推荐，成年人每天摄入的脂肪供能占每天摄入总热量的20%～30%。以减肥时女性每天摄入总热量6300千焦耳来计算，脂肪的能量系数为9千卡/克，所以每天摄入脂肪克重为33～50克，即脂肪摄入应该≤50克。

在调节血脂方面，除了限制胆固醇的摄入量，最重要的工作就是限制脂肪的摄入量。脂肪会使我们生病、变胖、身材走样，听起来似乎没有什么可取之处，但是做完全的素食者却又是不可取的。脂肪为人体提供必需脂肪酸，是人体中不可缺少的物质之一，它还是人体重要的能量来源，1克脂肪可以产生约37.8千焦耳的热量，比蛋白质和碳水化合物的2倍还要多。如果我们没有掌握好脂肪摄入的质与量，那么，前面提到过的那些产生的坏结果便会如约而至，甚至导致疾病的发生，特别是高脂血症和冠心病的发生。因此，学会掌握及判断膳食中脂肪的质与量是十分有必要的。脂肪主要来源于烹调用油和食物本身所含的油脂。果仁脂肪含量最高，各种肉类居中，米、面、蔬菜、水果中含量很少。

第一位：油类。按食物重量100克计算，脂肪含量为98～100克。如胡麻油、辣椒油、棕榈油、菜籽油、豆油、茶油、花生油、葵花子油、麦芽油、椰子油、橄榄油、色拉油、玉米油等，脂肪含量都是非常高的。

 营养贴士

如用在烹调方面，油类每天不超过25克。

第二位：肉类。按食物重量每100克计算，脂肪含量为60～90克。

（1）猪肉（肥）：脂肪含量为88.6克，为使脂肪摄入克重≤50克，每天摄入量应小于≤56克。

（2）猪肉（肥瘦相间）：脂肪含量为37克，为使脂肪摄入克重≤50克，每天摄入量应小于135克。

（3）鸡腿肉：脂肪含量为16克，为使脂肪摄入克重≤50克，每天摄入量应小于312克。

（4）羊肉（肥瘦相间）：脂肪含量为14.1克，为使脂肪摄入克重≤50克，每天摄入量应小于354克。

（5）猪肉（瘦）：脂肪含量为6.2克，为使脂肪摄入克重≤50克，每天摄入量应小于806克。

（6）鸡胸脯肉：脂肪含量为5克，为使脂肪摄入克重≤50克，每天摄入量应小于1000克。

（7）牛肉（肥瘦相间）：脂肪含量为4.2克，为使脂肪摄入克重≤50克，每天摄入量应小于1190克。

（8）羊肉（瘦）：脂肪含量为3.9克，为使脂肪摄入克重≤50克，每天摄入量应小于1282克。

（9）鲫鱼：脂肪含量为2.7克，为使脂肪摄入克重≤50克，每天摄入量应小于1852克。

（10）牛肉（瘦）：脂肪含量为2.3克，为使脂肪摄入克重≤50克，每天摄入量应小于2174克。

肉类仅仅是身体摄取脂肪的途径之一，建议每天肉类脂肪供能小于10%，优先选择鱼肉等脂肪含量相对较低的肉才是上策。

营养贴士

我们常吃的肉类都含有较高的脂肪，但总体来讲瘦肉比肥肉含脂肪更少，鱼肉和鸡肉相对更健康。

第三位：坚果。按食物重量100克计算，脂肪含量为45～60克。如松子、核桃、杏仁、葵花子、榛子、白瓜子、花生、腰果等。

营养贴士

选择有益于血脂调节的坚果更为适宜，如松子富含人体必需的脂肪酸，有降胆固醇、防止动脉硬化、降血压的作用；榛子和葵花子里含钾比较高，亦可降平稳血压。

第四位：零食及其他。按食物重量100克计算，脂肪含量为30～45克。如巧克力、威化、芝麻南糖、饼干、干酪、焦圈、曲奇饼、麻花等。

营养贴士

油炸类的零食一般都含有较高的饱和脂肪和反式脂肪，血脂异常者不吃为妙。

脂肪类食材与血脂的联系

患者有疑惑

高脂血症患者中除了我们提到过那些"无肉不欢"者，还存在着另一个极端人群，他们崇尚素食，不沾油腥。其实，后者也是不可取的。我就认识这样一位患者，原来以肉食为主，血脂一高，三餐立马全改成蔬菜，可是到医院复查时，虽然各项指标略有下降，但三酰甘油仍居高不下，低密度脂蛋白胆固醇也偏高。看到这种结果，他自嘲道："这都快变成吃草的羊了，血脂还有问题！总不能把饭也戒了吧？"其实，必要的脂肪摄入，我们是不应该拒绝的，只有采用科学饮食，不走极端，血脂才会慢慢地趋于平稳。

专家来解疑

在很多人的意识里，素食肯定有利于改善血脂异常。事实上，胆固醇的来源1/3由食物生成，2/3由体内自身合成。在自然界中，脂肪的分布比胆固醇更广，在食物中的含量也要比胆固醇高。由于影响血脂合成和代谢的因素相当复杂，脂肪与胆固醇之间又存在着千丝万缕的联系，尤其是机体已经出现胰岛素抵抗、脂肪代谢紊乱的患者，一味追求禁食脂肪类食物，对人体所造成的伤害也是不可估量的。

人体所需的总能量的10%～40%是由脂肪提供的。一般正常人应每天摄入的脂肪在50～80克之间，以保障每天摄入必需脂肪酸2.2～2.4克的需求量。高脂血症患者每天对脂肪的摄入量应适量减少。

脂肪俗称油脂，按来源可分为动物和植物油脂两大类。它的主要功能分为两类：一是为机体供给热量，较相同质量的蛋白质和碳水化合物要高出1倍有余；二是为机体提供必需的脂肪酸。在这里，我们着重讲一下脂肪酸。

脂肪酸包括非必需脂肪酸和必需脂肪酸。前者是机体可以自行合成，不必依靠食物供应进行获取，包含饱和脂肪酸和一些单不饱和脂肪酸；后者为人体健康和生命所必需，但机体自己不能合成，或合成速度慢无法满足机体需要，必须依赖食物供应，它们都是不饱和脂肪酸。脂肪酸的组成根据不同来源存在着很大的差异，对人体的作用亦不相同，主要包括以下几种：

1. 饱和脂肪酸，在动物性食物中含量比较丰富，会使血液中胆固醇含量升高。

2. 单不饱和脂肪酸，存在比较广泛，各种食物中都有它的踪迹，除了为人体提供热能之外，并不影响血中的胆固醇。

3. 多不饱和脂肪酸，这类脂肪酸在植物油中含量最为丰富，使胆固醇酯化，降低血中胆固醇和三酰甘油。

脂肪的主要来源为烹调用油及食物本身所含有的油脂。因此，了解生活中常用油脂的脂肪酸含量是十分有必要的。

几种常用油脂的脂肪酸组成（脂肪酸%）

油脂	饱和脂肪酸	单不饱和脂肪酸	多不饱和脂肪酸
大豆油	14	25	61
花生油	14	50	36
玉米油	15	24	61
低芥酸菜子油	6	62	32
葵花子油	12	19	69
棉子油	28	18	54
芝麻油	15	41	44
棕榈油	51	39	10

续表

油脂	饱和脂肪酸	单不饱和脂肪酸	多不饱和脂肪酸
猪脂	38	48	14
牛脂	51	42	7
羊脂	54	36	10
鸡脂	31	48	21
深海鱼油	28	23	49

食物中的脂肪除影响血中胆固醇含量外，对血液凝固也有一定影响，一般说来，饱和脂肪酸可促进血液凝固，而多不饱和脂肪酸则有抗凝固的作用，可抵制血栓的形成。由上表可见，除动物脂肪外，棕榈油饱和脂肪酸含量最高，多不饱和脂肪酸含量最低，也就是说"坏"的多，"好"的少，我们应当弃之不用。而除了植物油脂外，深海鱼油却是饱和脂肪酸含量最低，多不饱和脂肪酸含量最高的，亦是说"坏"的少，"好"的多，我们应当适量选择。

 营养贴士

> 高脂血症和冠心病患者应根据饱和脂肪酸及多不饱和脂肪酸的含量多少而选择适当的食物，基本原则为多食植物油而少食动物油。

选对食材，降脂易如反掌

中医常讲"药食同源"，也就是说大自然中有很多食物亦有药用功能。如果高脂血症患者能够在遵医嘱的同时，多注意一下饮食，在生活中多选取一些可以用来辅助降血脂的食物，无疑是对自己病情的一种帮助。也许食物中这些天然的"降血脂药"会给你带来意想不到的收获。

具有调节血脂作用的食物应具有以下条件：食物中所含脂类物质（胆固醇、脂肪）所占比例较小；食物中含有的食物纤维素所占比例较大，食物产生总热量相对较少。

1. **山楂促进体内脂质的转化和排泄：**山楂是天然的降血脂药，有机酸及维生素C的含量较高，具有扩张血管、改善微循环、降低血压、调节脂质代谢，增加和促进体内脂质的转化和排泄，从而有效降低血清中的胆固醇及三酰甘油，有效防治动脉粥样硬化。

建议摄入量：每天宜摄入3～5个。

推荐菜品：山楂核桃饮。

（1）原料：核桃150克，山楂50克。

（2）调料：蔗糖200克。

（3）做法：①将核桃仁和山楂用适量的水浸至软化，用搅拌机打碎。②加水至1升、过滤去渣。将滤液煮沸，加入蔗糖调味，代茶饮即可。

营养贴士

山楂是酸性食物，不宜空腹食用，亦不宜过多久食，最好在饭后食用。

2. **洋葱降低胆固醇和三酰甘油：**洋葱属碱性食物，并含有碳水化合物、无机盐、锌、硒、磷、硫等营养物质。除此之外，洋葱还含有一种能使血管扩张的前列腺素A，它能舒张血管，降低血黏度，减少血管的压力，同时洋葱还含有二烯丙基二硫化物和含硫氨基酸，可增强纤维蛋白溶解的活性，具有降血脂，抗动脉硬化的功能。

建议摄入量：每天宜摄入50～70克。

推荐菜品：醋泡洋葱。

（1）原料：洋葱300克。

（2）调料：醋50克。

（3）做法：①一个洋葱洗干净，剥去外皮切成薄片，放到微波炉里加热2～3分钟。②将切好的洋葱放到容器里，加入50克醋，大约五大汤匙。然后放在冰箱里，第二天早晨食用。可在每天早餐佐以食用。

营养贴士

当食用高脂肪食物时，不妨搭配一些洋葱，将有助于抵消高脂肪食物引起的血液凝块。

3. **香菇具有溶解胆固醇的作用**：香菇具有消食、去脂、降压等防病养生功效。其中所含的纤维素能促进胃肠蠕动，防止便秘，减少肠道对胆固醇的吸收。香菇还含有核酸物质和香菇素，能促进胆固醇分解。常食香菇能降低总胆固醇及三酰甘油。

建议摄入量：每天宜摄入50克左右。

推荐菜品：香菇清汤。

（1）原料：鲜香菇10个。

（2）调料：盐及鸡精少许。

（3）做法：①将鲜香菇用水焯一下，然后进行清洗，会使香菇洗得更干净。②然后，将洗好的香菇放入锅中，加入清水，小火煮15分钟，加入盐和鸡精。

经常早晨空腹适量饮用此汤，有助于减肥，消除过多脂肪。血压高、高脂血、感冒初期都可用此汤食疗。

 营养贴士

　　香菇不宜与番茄搭配食用。香菇中含有的化学物质会破坏番茄中含有的类胡萝卜素，使营养价值降低。

4. **黄瓜减少胆固醇吸收：**黄瓜清脆可口，具有清热、解渴、利尿等防病养生。它所含的纤维素能促进肠道排出食物废渣，从而减少胆固醇的吸收。黄瓜中还含有一种称为"丙醇二酸"的物质，可以抑制体内碳水化合物转变成脂肪，有利于减肥和调整脂质代谢。

建议摄入量：每天宜摄入150～300克。

推荐菜品：双耳清炒黄瓜。

（1）原料：黄瓜15克，木耳、银耳各10克，胡萝卜100克。

（2）调料：植物油10克，姜、葱各3克，盐少许。

（3）做法：①将木耳、银耳用清水泡发后，洗净切成小片备用。再将黄瓜、胡萝卜洗净切片，将姜切丝，葱切末备用。②锅中放少许油，七分热后，姜丝及葱末放入炒香，再放入木耳、银耳炒至将熟，放入黄瓜和胡萝卜，继续翻炒，撒入盐调味即可。

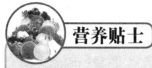

营养贴士

黄瓜尾部吃起来苦苦的是因为含有较多的苦味素，具有抗癌作用，因此，不要将黄瓜尾部全部丢掉。

5. 番薯预防动脉粥样硬化： 番薯俗称地瓜，含有膳食纤维具有促进肠胃蠕动，延长食物在肠内的停留时间，使皮下脂肪减少，避免出现过度肥胖，并有稳定餐后血糖的作用，此外，番薯所含黏液蛋白可以预防心血管系统的脂质沉积，预防动脉粥样硬化。

建议摄入量：每天宜摄入100克左右。

推荐菜品：番薯玉米粥。

（1）原料：番薯200克，玉米面100克。

（2）做法：①番薯洗干净后，去皮切丁状备用；玉米面加水调成稀糊状 。②锅中放适量清水，倒入切好的番薯丁，用大火加热煮沸，煮沸后转小火煮20分钟。煮的过程中用勺子轻轻搅动，以防沉低，玉米面熟软，红薯软绵后即成。

营养贴士

一定要适量食用番薯，倘若过多摄入番薯会使进食的总热量增加，还会引发胃灼热、吐酸水、肚胀排气等不适症状，反而不利于降低血脂。

6. **绿豆防治冠心病**：绿豆中含有一种球蛋白和多糖，能促进动物体内胆固醇在肝脏分解成胆酸，加速胆汁中胆盐分泌和降低小肠对胆固醇的吸收。另外，绿豆中还含有植物甾醇，它与胆固醇相似，植物甾醇会与胆固醇竞争酯化酶，使胆固醇不能酯化而减少肠道对胆固醇的吸收，并可通过促进胆固醇异化，或在肝脏内阻止胆固醇的生物合成等途径，使血液中胆固醇含量降低，有效降低血脂。

建议摄入量：每天宜摄入40克左右。

推荐菜品：绿豆海带粥。

（1）原料：绿豆、大米、海带各50克。

（2）调料：白糖5克。

（3）做法：①大米、绿豆洗净，分别清水浸泡约1个小时；海带洗净切丝备用。②将大米连同浸泡的水一同倒入锅中煮沸，再将海带丝倒入同煮，大火煮沸后转小火焖煮。③将浸泡后的绿豆放入蒸锅中蒸熟，再放入大米锅中一同焖煮，直到粥软烂，加入白糖，煮匀即成。

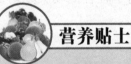

营养贴士

煮绿豆时忌用铁锅，豆皮中含有一种物质遇铁后会发生化学反应生成黑色，影响味道及人体的消化吸收。

7. **茄子提高微血管弹性**：茄子的形状有长条，有圆形的；颜色有紫的、有绿的。无论是何种形状或颜色都含有丰富的维生素，特别是紫茄中含有较多的维生素P，能增强细胞黏着性，提高微血管弹性。另外，茄子还有降低胆固醇功效，能防止高脂血症引起的血管损害，可辅助治疗高血压、高脂血症、动脉硬化等病症。

建议摄入量：每天宜摄入100克左右。

推荐菜品：蒸茄子。

（1）原料：茄子100克。

（2）调料：蒜15克，醋10克，盐和香油少许。

（3）做法：①将茄子洗净，对半切开置于盘中；锅中烧热水，将装茄子的盘子放笼上，置锅中蒸20分钟。②蒸至烂熟后，手撕成条状，加细盐、蒜汁、醋和香油，凉拌食用。

 营养贴士

如用油烹饪茄子时，因茄子易吃油，不妨在炒茄子时先不放油，先用小火干炒一下，等茄子水分被炒掉一部分，变软了，再放油，这样就会吃得更健康了。

8. 芹菜清除血管壁上的胆固醇：芹菜含有丰富的维生素和矿物质，芹菜含有较多的粗纤维，能增强胃肠蠕动，有很好的通便作用，能帮助排除肠道中多余的脂肪。经常食用芹菜可降血压，还可以有效降低血液中的胆固醇。

建议摄入量：每天宜摄入100克左右。

推荐菜品：芹菜炝腐竹。

（1）原料：芹菜100克，水发腐竹80克。

（2）调料：葱5克，植物油4克，盐、五香粉、鸡精少许。

（3）做法：①水发腐竹洗干净切成段；芹菜洗干净切段后放沸水中焯熟备用。②将水发腐竹段、芹菜段与盐和鸡精拌一起装盘。③锅内倒入油烧至七成热，放入葱花、五香粉炒香，关火；将锅内葱花、五香粉、油一并淋入装好的盘中，拌匀即可。

 营养贴士

芹菜不宜于蚬、蛤、毛蚶、蟹搭配食用，维生素B_1会遭到破坏。

9. 玉米抑制胆固醇：玉米味甘，性平，富含多种不饱和脂肪酸的油脂，而这种油脂又是胆固醇吸收的抑制剂，可以起到降低血液中胆固醇的作用。

建议摄入量：每天宜摄入100克左右。

推荐菜品：玉米清炖排骨。

（1）原料：玉米棒1个，排骨300克。

（2）调料：小葱1根，姜10克，料酒1汤匙，盐少许。

（3）做法：①将排骨洗干净，剁成块；锅内注清水热至沸腾，下排骨汆一下，以去血水，捞出备用；玉米洗净，剁成小块；将小葱打上结备用。②将切好的排骨连同葱、姜放入锅中，加入适量清水，倒入料酒，大火煮开后转小火慢炖30分钟，放入玉米，再炖

15～20分钟即成。

营养贴士

玉米如果发霉，便会产生致癌物，绝对禁止食用。

10. **苦瓜降血脂、降血糖**：苦瓜性味凉苦，而致苦原因是含有奎宁，这种物质可以抑制过度兴奋的体温中枢而解热，因此它是一种天然的苦味健身剂。苦瓜中还含有较多的苦瓜皂甙，可以刺激胰岛素释放，可以起到降低血糖的作用，另外，苦瓜中的维生素B$_1$、维生素C和矿物质都含量较为丰富，能够起到调节血脂，提高机体免疫力的作用。

建议摄入量：每天宜摄入80克左右。

推荐菜品：凉拌苦瓜。

（1）原料：苦瓜100克。

（2）调料：醋10克，白糖5克，辣椒油3克，花椒油2克，盐、鸡精各少许。

（3）做法：①将苦瓜洗干净，去瓤，切成片，用沸水略焯一下，捞出沥水备用。②将焯好的苦瓜片用醋、盐、白糖、鸡精、辣椒油、花椒油拌好即可食用。

营养贴士

慢性肠炎者不宜多食苦瓜；孕妇禁食苦瓜。

11. 绿豆芽促进胆固醇排出： 绿豆芽性味甘凉，富含水分，具有解腻生津之效。绿豆芽中还含有大量维生素C可促进胆固醇的排出，可以起到降血脂的作用。

建议摄入量：每天宜摄入200克左右。

推荐菜品：三色银芽。

（1）原料：绿豆芽300克，水发冬菇5克，青、红彩椒共50克。

（2）调料：姜5克，香油、盐、鸡精、白糖少许。

（3）做法：①先将绿豆芽择净，洗干净；彩椒去籽，洗干净，切成丝；水发冬菇去蒂，洗干净，切成丝备用。②锅中加适量清水炒开，倒入绿豆芽焯一下，不要太熟，即可出锅，凉透后装盘。③锅内放少许油，油热后入青、红彩椒和香菇丝煸炒，以盐、鸡精、白糖调味，起锅晾凉，而后拌入绿豆芽，撒上姜丝，淋上香油即可。

营养贴士

绿豆性偏寒，且纤维较粗，不易消化，因此脾胃虚寒之人不宜经常食用。

12. 苹果吸收多余胆固醇： 苹果中含有丰富的果胶，这是一种水溶性膳食纤维，它能与胆汁酸结合，吸收多余的胆固醇和三酰甘油，并帮助其排出体外，而果胶若与维生素C、果糖等结合在一起，亦可以增强降血脂功效。另外，苹果分解的乙酸也对胆固醇及三酰甘油的分解代谢起到一定作用。

建议摄入量：每天宜摄入100克左右。

推荐菜品：苹果草莓果汁。

（1）原料：苹果200克，草莓100克。

（2）调料：蜂蜜20克。

（3）做法：①将苹果洗干净，去皮、去核、切成小块；草莓洗净后切成块。②将两者倒入搅拌机中，加入适量水，打均匀。③倒入杯中，调入适当蜂蜜即可。

营养贴士

苹果有很强的饱腹感，不要在饭前食用苹果，以免影响到正常吃饭及消化。

高脂血症患者在选择降脂食材的同时，平时还应注意烹调习惯，将大火炒炸改为低温烹调更有助于身体健康。当然，罗马不是一日建成的，调养高脂血症也不会马上就见成效，但是只要我们平时多在饮食上下功夫，并积极参加运动，保持良好的心态，相信每一位高脂血症患者都会很快恢复健康。

吃对第三步：关注影响血脂变化的营养元素

植物蛋白质——你应选择的优质蛋白

一提到蛋白质，大家都会想到鸡鸭鱼肉等肉类食品。其实，还有一种植物蛋白质，大家却将它忽略了。而对于高脂血症患者，它才是你更应该优先选择的最佳蛋白质。

从营养学上说，植物蛋白大致分为两类：一是完全蛋白质，如大豆蛋白质；二是不完全蛋白质，绝大多数的植物蛋白质属于此类。对于平日比较倾向于素食的人群来讲，如果只是食用不完全蛋白质，很容易引起营养的失衡，应当兼食大豆蛋白质为好。而对于我提到的那些喜爱肉类的人群，亦可以选择以优质大豆作为原料，通过加热、挤压等工艺过程把大豆蛋白粉制成的"蛋白肉"，其形、味、口感等与动物性食品相似，从而用以满足自己对肉类的需求。

与动物性蛋白质相比植物蛋白质即不含有胆固醇，又几乎不含有饱和脂肪酸。而这两点往往是高脂血症患者最为在意的。植物蛋白在获得优质蛋白质的同时可以有效降低慢性疾病的风险，对人体健康都有重要的意义。当然，除了大豆外，其他豆类、小麦、大米等植物中也都含有较多的植物蛋白，但是米、面类和豆类的蛋白质营养价值不同。米面类来源的蛋白质中缺少一种必需氨基酸，即赖氨酸，这类蛋白质被人体吸收和利用的程度也会差些。

1. **植物蛋白对中老年人的益处**：大豆蛋白质为完全蛋白质，对中老年人主要有以下三点作用：一是降低血液中的胆固醇、低密度脂蛋白胆固醇、三酰甘油含量；二是随餐食用可明显减缓餐后血糖的升高及胰岛素的升高，对控制血糖起到一定的作用；三是预防由于年龄增长，而导致的肌萎缩症状，蛋白质的补充和抗阻训练可以有效地减缓肌肉萎缩，提高老年人的生存质量。

2. **植物蛋白对年轻人的益处**：大豆蛋白质可以帮助年轻人构建肌肉组织，其作用与乳清蛋白同样有效，且不含胆固醇。不仅如此，大豆蛋白质还可以满足年轻人减重或保持身材的需求，增加饱腹感，从而限制了热量的摄取，达到减少脂肪，控制体重的目的。另外，在缓解疲劳方面，大豆蛋白质也不比乳清蛋白质差，其谷氨酰胺含量多40%，精氨酸含量多300%。虽然这两种氨基酸都不是必需氨基酸，但有能提高肌肉中氨基酸的供应量、缓解疲劳、促进肌肉生长的作用。

3. **植物蛋白的其他益处**：大豆蛋白质对人体的其他好处还表现在以下几个方面：一是可减少尿液中流失的钙质，进而促进骨骼健康；二是可降低女性患乳腺癌风险；三是可为慢性肾病患者提供足够营养，并减缓发病过程；四是可减少脂肪肝发病率。

营养贴士

　　肾脏病患者发展为肾功能不全时，最好少吃或不吃含植物蛋白高的食物。人体可以自行合成非必需氨基酸，同时减少蛋白质的摄入量，在合成的过程中会用去一些含氮物质，减少废物的生成，有利于保护肾功能。而植物蛋白质一般以含非必需氨基酸为主，影响人体自行合成的效率，对肾脏是十分不利的。这种情况应选择含有较多必需氨基酸，而尽量少含人体可以合成的非必需氨基酸的食物，如鱼、蛋、乳类。

维生素——具有降脂功效的大家族

　　维生素在人体生长、代谢、发育过程中发挥着重要的作用，是人类为维持正常的生理功能而必须从食物中获得的一类微量有机物质。它即不能成为身体组织构成的原料，也不能为人体提供能量。但是它独具的调节物质却在代谢中起到重要作用。这类物质体内不能合成或合成量不足，虽然需求量很少，却必须要通过食物频繁地供给来满足所需。在维生素这个大家族中，每个元素都发挥着自己独具特色的作用，现在我们来介绍一下可以帮助高脂血症患者调脂的重要成员。

　　1. 维生素C：具有很强的抗氧化、清除自由基的作用，可使血液中的胆固醇降低并转为胆汁酸排出体外，还可以使体内的脂蛋白酶活性增加，从而使血液中三酰甘油加速降解，总胆固醇和三酰甘油浓度降低，最后达到降脂的根本目的。

建议摄入量：每天宜摄入150～600毫克。

适宜食材：红辣椒、青椒、苦瓜、冬瓜、猕猴桃、大枣、菜花、橙子等。

推荐菜品：海米冬瓜。

（1）原料：冬瓜500克，海米20克。

（2）调料：葱5克，姜5克，料酒10克，盐3克，鸡精、盐各少许。

（3）做法：①冬瓜削去皮，挖掉瓤及籽，冲洗干净后切成片，加入少许盐腌制5～10分钟备用。②锅烧热，倒入油至六分热，放入冬瓜片炒至呈嫩绿色时捞出控油。③锅内留少许油，放入葱花、姜末炝锅，然后倒入水、盐、料酒、鸡精、海米。④水烧开后放入冬瓜片，用大火翻炒均匀，待烧开后转小火焖烧至冬瓜透明入味即可。

营养贴士

冬瓜具有解热利尿的功效，如若煮汤可以连皮一起煮炖，效果更好。

2. **维生素E**：为微循环活化剂，参与低密度脂蛋白的代谢过程，既可以补充低密度脂蛋白在氧化修饰过程中体内维生素E的丢失，又能增加低密度脂蛋白抗氧化能力，减少氧化修饰的低密度脂蛋白的产生，从而促进胆固醇的排泄，降低血脂，预防动脉粥样硬化的形成。

建议摄入量：每天宜摄入14毫克。

适宜食材：植物油、花生、黑芝麻、胡桃、白果、莲子、菱角、西瓜子、芝麻酱、核桃。

推荐菜品：黑芝麻糊。

（1）原料：生黑芝麻80克，糯米粉100克。

（2）调料：白糖5克。

（3）做法：①黑芝麻挑去杂质、小火炒熟，碾碎。②将锅中加适量水，倒入碾碎的黑芝麻，煮沸后转小火慢炖。③将糯米粉慢慢淋入锅中，加入白糖调味，勾芡成浓稠状即可。

 营养贴士

黑芝麻外皮营养丰富，但稍硬，食用时将它碾碎，会更有助于营养的吸收。

3. **维生素B$_2$**：水溶性维生素，容易消化和吸收，被排出的量随体内的需要以及可能随蛋白质的流失程度而有所增减。维生素B$_2$参与体内生物氧化与能量代谢，与碳水化合物、蛋白质、核酸和脂肪的代谢有关，可益于降低血脂中的脂肪酸，改善脂肪代谢。若与维生素C及维生素E两者联用，比单纯用一种或者两种联用降脂效果要明显得多。

建议摄入量：每天宜摄入1.2～1.7毫克。

适宜食材：奶类、肉、蛋、豆类、谷类、根茎、绿叶蔬菜。

推荐菜品：紫兔豆腐汤。

（1）原料：兔肉100克，紫菜30克，豆腐50克。

（2）调料：料酒10克，淀粉10克，葱5克，盐少许。

（3）做法：①兔肉清洗干净，切片，加盐、料酒、淀粉拌匀；紫菜洗干净，撕成小片备用；豆腐洗干净，磨碎成泥备用。②锅内注入适量清水，加入豆腐泥及盐，中火烧开后倒入兔肉煮10分钟，放入葱花。③倒入撕好的紫菜片，搅匀，稍煮即可。

营养贴士

兔肉性凉，妊娠期及经期女子、脾胃虚寒者不宜食用。

4. **维生素B$_6$**：对一种被称为高半胱氨酸的有毒化合物形成具有抑制作用，因此可以减缓胆固醇在心肌附近沉积，并可以通过参与脂肪代谢过程，使亚油酸转变为花生四烯酸，从而达到降低胆固醇的目的。一般认为对维生素B$_6$需求量与蛋白质的摄入量有关。若膳食中蛋白质含量充分，在100克以上时，每天维生素B$_6$摄入量为2毫克。

建议摄入量：每天宜摄入50毫克左右。

适宜食材：麦胚、酵母、动物肝、肾、肉、奶、大豆、香蕉、花生、核桃等。

推荐菜品：黑米面馒头。

（1）原料：麦胚粉50克，黑米面25克。

（2）调料：酵母适量。

（3）做法：①酵母用35摄氏度温水化开凋匀，静置3分钟，以激发活性。②麦胚粉和黑米面倒入盆中搅匀，慢慢地加入酵母水和适量清水，搅拌均匀，揉成光滑的面团。③将面团平均分成若干小面团，制成馒头生坯，静放30分钟发酵，而后放入沸水蒸锅中蒸20分钟即可。

 营养贴士

浸泡酵母的水不得过高，以免使酵母死亡，失去活性。

5. **烟酸**：具有较强的扩张周围血管作用，可以促进血液循环并为皮肤健康提供所必需的维生素。烟酸是少数存在于食物中相对稳定的维生素，即使经烹调及储存也不会大量流失而影响其效力。它可以协助碳水化合物、脂肪、蛋白质的代谢，还可以降低胆固醇。

建议摄入量：每天宜摄入12毫克左右。

适宜食材：肝、肾、瘦肉、全谷、豆类等，乳类、绿叶蔬菜。

推荐菜品：瘦肉炒莴笋。

（1）原料：莴笋150克，瘦肉80克，红甜椒30克。

（2）调料：葱3克，植物油3克，香油及盐精少许。

（3）做法：①猪瘦肉洗干净切片；莴笋去叶去皮，洗干净，切成斜；红甜椒去蒂去籽，洗干净，切斜片。②将莴笋和红甜椒用沸水焯一下。③锅内少许油烧热，放入葱花、肉片炒香，然后放入莴笋片及红甜椒片翻炒，加入盐炒至熟，淋上香油即可。

营养贴士

多食莴笋可使人视物不清，因些视力弱者，尤其患有眼疾者应少食莴笋。

膳食纤维——抵挡脂肪进入的小能手

膳食纤维又称食用纤维，它是植物性食物中不能被人体消化酶所消化的多糖类及木植素，它的成分包括纤维素、半纤维素、木质素、果胶、藻胶、琼脂及其他复合糖等。这些物质在高脂血症患者的饮食调节中起着至关重要的作用，一是可调节血脂，促进血脂及脂蛋白的代谢，使机体对脂类的吸收水平降低，从而使血脂浓度和血黏度同时降低。血管的通畅起到了防止、减缓动脉硬化和心脑血管疾病发生的作用；二是可降低胆固醇，膳食纤维具有吸附肠道中胆固醇的作用，并能促使胆酸从粪便中排出，减少胆固醇在体内的存量，从而降低血液中胆固醇的含量；三是防治肥胖作用，因为膳食纤维会在消化系统中吸收大量的水分，增加了肠道和胃内的食物体积，使人增加了"饱"的感觉，从而控制了食物的摄入量，起到了促进肠胃蠕动，舒解便秘的功效。

高膳食纤维，可使身体成为碱性体质。而动物质食物因缺乏膳食纤维，会使身体成为酸性体质，容易导致骨骼中的钙流失，并且减少血液中的氧含量，对身体的消化系统、淋巴系统造成不良影响。每天宜摄入25～35克。

1. **豆类**：含膳食纤维量为6%～15%，从多到少排列为黄豆、青豆、蚕豆、芸豆、豌豆、黑豆、赤小豆、绿豆，它们都是高纤维食物中的明星。多数豆类富含蛋白质、叶酸、铁和B族维生素，而脂肪含量极低。豆类摄入越多，心脏越健康。

2. **根茎类**：含膳食纤维量为3%，如马铃薯、白薯等。无论薯类、谷类，还是豆类，一般来说，加工得越精细，纤维素含量越少。

3. **蔬菜类**：含膳食纤维量十分丰富，笋干的膳食纤维含量达到30%～40%，辣椒超过40%。其余含膳食纤维量较多的有蕨菜、菜花、菠菜、南瓜、白菜、油菜等。

4. **菌类（干）**：松蘑的膳食纤维量含量接近50%，30%以上的按照从多到少的排列为发菜、香菇、银耳、木耳。此外，紫菜的膳食纤维含量也较高，达到20%。

5. **坚果类**：含膳食纤维量为3%～14%。其中10%以上的有黑芝麻、松子、杏仁；10%以下的有白芝麻、核桃、榛子、胡桃、葵瓜子、西瓜子、花生仁。

6. **水果类**：含膳食纤维量最多的是红果干，膳食纤维量接近

50%，其次有酸角、桑椹干、樱桃、酸枣、黑枣、大枣、小枣、石榴、苹果、鸭梨。

营养贴士

膳食纤维可以阻止人体对有害物质的吸收，同时也会影响对食物中营养素的吸收。特别是对于生长发育阶段的青少年儿童，过多的膳食纤维，很可能把人体必需的一些营养物质带出体外，从而造成营养不良。所以，吃高纤维食物要适可而止，儿童尤其不能多吃。

微量元素——"微"中也有大能量

微量元素，顾名思义，就是指其量极微，但是却是维持生命活动必不可少的元素。其中包括锌、硒、碘、铜、铬、锰、镁、钴、镉、氟、钼、铅等。微量元素通过激活或抑制生物酶的活性而对机体许多生物学过程产生重要影响。比如我们前面的章节中提到过，高脂血症与人的胖瘦并没有绝对性关系，有些人很胖但是血脂并不高，而有些人身体很瘦反而血脂较高。出现这种情况除一些影响代谢的疾病因素以外，还有一种就是与微量元素有关。另外，血脂异常者如果常感到头晕、头痛、四肢无力也可能与体内微量元素失衡有关。

目前研究较多并认为可能与血脂代谢有关的微量元素有以下几种：

1. **锌**：研究证明，缺锌会引起人体血脂代谢异常。锌在人体中的含量为2～3克，以辅酶形式存在，对机体代谢起着广泛的调节作用。补锌对高脂血症的防治与治疗都是十分有效的。锌参与代谢的途径主要有以下两个方面：一是作为合成或激活体内多种酶的主要成分（如碱性磷酸酶、乳酸脱氧酶等）；二是与一些非酶的有机分子配合基形成复合物，并对其结构构型产生影响。大量流行病学研究证明，长期饮用硬水人群血清锌水平降低，可能与硬水中钙和镁的较多，锌与钙形成复合物有关。此外，如果通过膳食来增加钙含量，也会使骨中锌沉积增加，锌从肝向骨转移，从而引发血清中锌水平的降低。在生活饮食中，如果精制食品摄入过多，因胃肠外营养锌摄入量不足，嗜酒、肝硬变、胃肠疾病等均可影响锌的代谢吸收或从体内丧失的锌增加，从而导致缺锌症的发生。

建议摄入量：每天宜摄入15～20毫克。

补锌食材：蛋白质含量较高的食物，其含锌量都比较高。如海产品、瘦肉类等。

2. **铜**：在生物代谢的某些酶中起催化作用，凡依赖于铜的酶都是金属蛋白酶，如细胞色素C氧化酶，过氧化物岐化酶，多巴胺-β羟化酶等。以金属蛋白酶的形式转运参与体内亚铁（Fe^{2+}）变为高铁（Fe^{3+}）的氧化反应。膳食中的氨基酸和新鲜植物组分，有助于铜的吸收。一般来讲，人体不会发生缺铜的现象，这是由于肝可以在铜代谢中的调节作用，但是，倘若个体出现腹泻、吸收不良并伴有低蛋白血症，或接受胃肠外营养者，亦是可以产生铜缺乏的。

人类血浆中正常的铜含量约为100微克/分升。研究发现，缺铜的动物体内血清总胆固醇水平升高。在遗传性铜转运紊乱的患者体内，铜含量严重低下，而血清低密度脂蛋白胆固醇异常升高，这也说明铜对血脂代谢有一定影响。

建议摄入量：每天宜摄入2~3毫克。

补铜食材：坚果类、谷物、豆类、动物肝脏、蔬菜等。

3. 铬：常以有机复合物形式存在，称为葡萄糖耐量因子，是葡萄糖和脂质代谢的必需微量元素，易被吸收。它普便存在于麦胚、麦皮、未精制多糖和酵母中。调整和补充铬元素可使人体内总胆固醇和胆固醇的比值和三酰甘油的含量降低，这对调节高脂血、动脉硬化都有很好的帮助。人体内对铬的相对缺乏主要有两种原因：一是铬盐或其复合体在肠道碱性基质中仅能吸收0.5%；二是精制的米、面、糖及脂肪可丢失大部分铬。低铬食物会引起动脉粥样硬化，高铬食物不引起这种病症，倘若总进食精制的碳水化合物，如蔗糖、葡萄糖等，这仅能补充少量的铬，但人体还需要这种微量元素，不得以就得动用体内储存的铬到血浆中去，继而引发缺铬现象。所以如果在食物中加入含铬化合物或调节食用富铬元素的食物，便可预防和控制高脂血症和动脉粥样硬化的发生。

建议摄入量：每天宜摄入0.05~0.2毫克。

补铬食材：牛肉、面包、啤酒、红糖、胡萝卜、香蕉、青豆、柑橘、菠菜等。

4. **锰**：它是构成正常骨骼时所必要的物质，可抑制动脉粥样硬化病变的形成，是参与葡萄糖和脂肪代谢的多种酶的激活剂，如丙酮酸羧化酶、超氧化物歧化酶、葡萄糖酰基转移酶等。锰化铁也是合成鲨烯和胆固醇的羟甲戊酸激酶的辅因子。动物组织中锰的浓度与年龄的关系相当恒定。锰在组织中的恒定水平主要依靠排泄途径来调节和维持。

成人体内锰的含量为10～20毫克。缺锰与缺铬相似，会引起葡萄糖耐量降低及脂质代谢异常。这均与长期进食精制的碳水化合物有关，如小麦磨成精粉可能丢失86%，精制米可丢失75%，精制糖可丢失89%的锰。

建议摄入量：每天宜摄入2.5～5毫克。

补锰食材：菠菜、豌豆、莴笋、花生、栗子、菠萝、燕麦、茶、咖啡、姜等。

除此之外，锌与铜的比值也会对血脂产生影响。锌与铜在人体内存在竞争关系并相互抵制。锌可诱导肝脏合成与铜亲和力大于与锌亲和力的蛋白质，如富含半胱氨酸与疏基的蛋白质等。继而导致铜与蛋白质跑路了，体内游离的铜含量减少，与铜结合的酶活性降低，引起血脂代谢异常。研究发现，锌与铜的比值增高会影响血脂代谢，虽然还没有得以公认，但是对于高脂血症患者还应当加以留意。

卵磷脂——有效调节血脂的圣品

卵磷脂被称之为"血管的清道夫"，对于高脂血症有极好的改善作用。它依靠所含的胆碱、亚麻油酸及肌醇等来化解脂肪，它能将大颗粒脂肪变小，并增加其流动性和渗透性。这些物质就像是深入到血管中清洁者，发挥着乳化、分解油脂的作用。"道路"清理得干净些了，血液流得也就通畅了，血清脂质会得以改善，过氧化物能得以清除，血液中的胆固醇及中性脂肪含量将随之降低。脂肪自然也在血管内壁上站不住脚了，缩短了其滞留时间，从而起到促进粥样硬化斑的消散，防止由胆固醇引起的血管内膜损伤的作用。

卵磷脂还是与蛋白质、维生素并列"第三营养素"，是人体进行生命活动不可缺少的部分。它本是人体自行制造的维持生命的物质，但有些人群，特别是老年人自身制造无法满足身体需求，故应从膳食中摄取卵磷脂，以保障生命健康。据大学的一项研究，选择22位36~70岁的自愿者，在每天饮食中加入15克高纯度大豆卵磷脂，6周后复检对比，其结果表明，服用卵磷脂的自愿者，血清中三酰甘油均有所减少，动脉硬化指数随之减少，总固醇水平有所下降。除此之外，卵磷脂还有抗皱美颜的奇效。卵磷脂具有亲水性，可使皮肤润泽。具资料显示，就老年女性而言，东方女性较西方女性出现皱纹较晚，专家认为这与东方女性摄入大豆较多有关，而大豆的卵磷脂含量在2%左右，可有效保持皮肤里的水分。不单单如此，卵磷脂与维生素E及亚麻油酸进行搭配还可以减少老年斑的发生，果真可以称为大自然对女性最好的馈赠品。

下面为高脂血症患者介绍一些生活中智取卵磷脂的小妙招。

1．冲蛋花：将鸡蛋打入碗中，搅拌匀，而后加入沸水，佐以蜂蜜味道更佳。

2．打豆浆：黄豆洗净，用沸水浸泡过夜。第二天早晨将其磨成豆浆，再加温至80摄氏度，佐以少量白糖即可食用。

3．制鱼汤：最好选择鱼头部位且保留鱼脑和鱼脂肪。将油锅中放入姜、蒜，炒出香味，倒入切好的鱼头，煎片刻，倒入沸水煮成白色。撒葱花并佐以盐、鸡精调味。

营养贴士

卵磷脂在大豆、蛋黄和动物肝脏、鱼头、芝麻、蘑菇、山药和黑木耳、谷类等都有含量，尤其是大豆、蛋黄和动物肝脏含量较高，但同时这几种物质却含有较高的胆固醇，因此，高脂血症患者应适量食用。

控制血脂，运动必修课

运动第一步：形成自己的运动规律，降脂变轻松

运动第二步：选择合适的降脂方式

运动第三步：避开运动降脂的危险误区

运动第一步：形成自己的运动规律，降脂变轻松

把握一天中最佳的运动时间

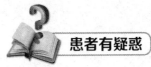 **患者有疑惑**

相信很多喜欢运动的人都会将时间定为早晨，就连我也喜欢这个不耽误做任何工作的时间。散步时，发现很多人都喜欢选择有林木的地方，比如公园中的小树林或是山脚下的公共设施区等。似乎人们都偏爱靠近绿色，贴进植物，认为这样的空气才更清新，氧气含量才更高。实际上这种做法并不是在任何时候都可行的，如果你晨练的时间过早，太阳还没有完全升起来，天还是灰蒙蒙的，或是遇到个阴雨天，都是不适宜在树林区锻炼的。因为这时的树木还没有受到阳光照射仍处在吸氧吐碳的时段，会使你吸入的空气并不"新鲜"，甚至会使人二氧化碳中毒。因此，如果选择在植物茂盛的地方进行晨练，最好在天亮起来以后，不宜过早，这样才是最为健康的。

专家来解疑

高脂血症患者在进行运动时还要注意时间段的选择，特别是在选择室外活动时，更应遵循自然规律，本着安全、适量、循序渐进的原则，锻炼及降脂效果才可能事倍功半。当然，运动的时间不仅仅受环境影响，还应遵循人体生理节奏。有位专门研究运动行为的专家曾说过"如果你的锻炼能与这些节奏相一致，那么不仅能使锻炼更有效，而且也能使锻炼更轻松。"有很多高脂血症患者其运动的目的是因为生病了，需要锻炼才迫使自己"运"起来的，健身计划如同在与困难作抗衡，往往不得其法，其实这最大的原因是你的运动时间全乱了。这种运动方式是因为你并没有参考你自己的生物钟，因而使运动变得徒劳无益。

如果你还要每天忙于工作，运动时间很少，那么还是要把这"挤"出来的时间留给早晨或晚上。当然早上一定要选择在6点以后太阳升起来了为最佳，并且要定在早餐之前。一是因为吃过饭后不适宜立即运动；二是因为早餐前运动消耗的是脂肪，而早餐后消耗的就是胃中的葡萄糖了。此外，晨练过后不宜再睡"回笼觉"，这种做法会使生物钟错乱，导致疲劳、早衰。除早晨之外，另一个绝佳的运动时间是下午较晚的时候和傍晚，此时体能和起刺激作用的荷尔蒙，像肾上腺素正处于最高点，人体运动能力达到巅峰。如果你有大把的时间专注于运动，那么尝试一下让锻炼与你的周期同步，效果会更佳。

1. 上午6：00～9：00

适宜运动：跑步、散步、射箭、投掷、航海、冲浪、划船及踢足球。

运动理由：根据人体生理特征，早晨这个时间段人体体温较低，关节和肌肉最为僵硬，所以最宜做一些强度较小而又需要有耐力的运动。另外，由于心率和身体被唤醒的程度此时也最低，所以，可以试着从事一些需要双手稳定性较好的运动，如射箭、投掷等。

2. 下午3：00～6：00

适宜运动：网球、排球、举重和消耗脂肪的有氧运动。

运动理由：这是除了早上以外的又一次做有氧运动的最佳时间段，因为此时体温上升，肌肉的力量和弹性开始达到顶点。下午3：00左右，肾上腺素分泌最为旺盛，表明体能正在增加，对痛苦的承受能力也在提高，是挑战运动的最佳时刻。人体呼吸通道也最为松弛，这意味着运动时，你可以获得更充分的氧气，肺活量得以增加，帮助心脏进行更有效的工作。

3. 下午6：00～8：00

适宜运动：游泳、体操、疾跑、瑜伽、芭蕾、伸展运动或有氧运动。

运动理由：这个时间段，人体的体温达到最高。因此，肌肉和筋骨最为柔韧。同时肾上腺素的分泌也达到了顶点，耐力运动变得轻而易举，适应各项运动更加得心应手。

运动使人们消除紧张，使身心得到愉悦，会促使高脂血症患者得到更好的睡眠，斯坦福大学的一项最新研究表明，43名因为紧张而导致睡眠障碍的志愿者在每周4次晚餐前做30~40分钟低强度的有氧运动后，他们普遍感到入睡快了，睡眠时间平均长了1个小时，睡眠质量也提高了。

运动贴士

高脂血症患者晨起应适当补充水分，使循环血量增加，血黏度降低，但不可饮水过量，应以150~200毫升为宜，以免增加心脏及胃肠道的负担。

掌握运动强度及时间，强求反而适得其反

患者有疑惑

有位高脂血症患者爱打麻将，运动特别少，于是我建议他多做些有氧运动，这样有助于血脂的降低。这位仁兄还真听劝，也有毅力，真的开始运动起来的。可是不到一个星期，我再看见他时走起路来却一瘸一拐了，问其原因，才知道，运动过量了。每天跳绳2000下，导致膝盖受损，韧带拉伤！他埋怨我，让他做了运动。我真是哭笑不得。奉劝这位仁兄一句"运动要量力而行！"降脂效果还未得成效便先给自己弄成了一身

伤，可就得不偿失了。

运动降脂应采取秩序渐进的方式，不可操之过急，像我提到的这位高脂血症患者，建议你运动，并不是让你超出自己的适应能力，强迫身体接受高强度的锻炼。这种运动方式，不仅不会帮助你缓解病情，还会让你的心脏加重负担，身体受到伤害。下面我来介绍在运动中如何把握运动强度与时间。

1. **运动强度：**对于血脂异常者来讲，最适宜的强度是中等强度，研究表明这种强度对改善血脂方面帮助最大。如果运动强度过低，血脂的改善效果就会不明显。比如有的高脂血症患者医生建议通过运动进行降血脂，于是，他就开始每天悠闲地散步于各种公园，广场等地方，但是一段时间之后，再去检测，血脂指标却几乎没有什么变化。后来，这位患者增大了运动强度，改成了走与跑结合的运动形式，一段时间后，血脂果然有了较为显著的改善。通过这个例子显而易见，散步的运动强度就是太低了，那么最适宜高脂血症患者的中等强度运动又应当如何把握呢？

在有氧运动中，身体感觉只是微微气喘，但是还能够说出完整语句的运动就是中等强度运动。举例来说，6千米以上的快走或者慢跑在1个小时内完成就是中等强度运动。如果硬要更加精确的强度控制可以借助心率器来实现，即每分钟心跳数。心率控制在60%~70%的最大心率（220-年龄），就是中等强度。如对于60岁的人来说，运动心率保持在（220-60）×60%）~（220-60）×70%这个数值之间，即96次/分~112次/分之间便是适宜的中等强度。

2. **运动时间**：对于血脂异常者来讲，长期运动才会起到改善血脂的作用。研究表明同样运动形式的一次运动与长期运动对血脂影响的差异较大。国外的研究还发现，长期运动血脂得到改善后，如果运动没有坚持继续下去，只需停止运动1个月，前期运动所带来的有益改变就会消失。由于可见，若想通过运动来改变血脂绝不是头脑一热，心血来潮跑几次，跳几下就能解决问题的，必须长期坚持才会起到效果。较为理想的运动时间是每天运动30分钟以上，每周4~5次，运动持续3个月以上。

运动贴士

　　活动量和强度要由小到大，由缓和到快速，由大肌肉群活动到小肌肉群活动，由全身性的活动到局部身体部位活动。结束前也是逐渐减低活动量，让身体有个过渡，做好整理活动。

运动第二步：选择合适的降脂方式

爬台阶——就地取材，不坐电梯改楼梯

 患者有疑惑

我认识一个大老板，提到要运动，总是说自己工作忙没有时间。后来血脂一度升高，医生建议要结合运动、饮食来加以控制，这位大老板当下便决定准备选择最好的健身房去跑步。想想现代人真的有些可笑，不仅仅是我提到的这位老板，还有很多人都是这样，总是称自己没有健身的场地，然后出门坐着电梯，开着车跑去健身馆跑步！为什么一提到健身就必须要选择器材呢？真分不清到底是人要去运动，还是运动已经被特定的环境所支配了。

 专家来解疑

实际上在生活中能够运动的地方到处都是，真想健身，一条小道，一个台阶也可以帮助你达到降血脂，塑造完美身材的目的。爬楼梯就是一项不错的运动，它会让人体不断地与地心引力对抗，利用台阶的特点，不仅可以增强下半身肌肉群的力量，还能提升心

率，降低血脂，从而达到强身健体的终极目标。

1. 利用楼梯进行的第一组有氧运动

（1）有氧锻炼——楼梯冲刺跑：站于台阶底部，快速摆动体侧双臂向台阶顶端跑，时间约为30秒。到达楼梯顶端后，切莫急于下楼，应小心而缓慢地走下楼梯台阶；多次重复以上台阶冲刺跑及缓慢下楼的过程。

（2）力量训练——行走式箭步蹲：站于台阶底部，左脚向上迈在第一级台阶或第二级台阶上，展胯部，双膝弯曲，呈深蹲姿势；左膝与左脚在一条垂直线上；左脚用力蹬踏地面，双臂向上摆动，并借其力量自然带动右脚迈上台阶，再次呈深蹲姿势；两腿交替做这个动作，直到达到楼梯顶端，时间约为30秒。一组运动结束后，从楼梯顶端走下来即可；此动作可重复几次，以身体适应程度为准。

锻炼部位：臀部、腿部和核心肌肉群。

（3）有氧锻炼——横向上楼梯跑：侧站于台阶底部，使台阶置于身体右侧，首先迈出左脚，随后顺着楼梯台阶向上移动。以这种形式两脚交替跑上楼梯顶端，然后走下来或慢跑下来，时间约为30秒。接着朝相反方向再来一遍。

（4）力量训练——利用台阶做俯卧撑：双手放在第二级或第三级台阶上，双腿向后伸直，体势如俯卧撑一般，注意双手所放置的台阶越高，完成起来越容易。两手放置间距与肩部同宽；弯曲双肘，缓慢地使胸部靠近台阶，直到贴近为止；呼气，再将胸部推回到原来位置；动作的整个过程中，要保持核心肌肉群处于紧张状态；重复上述动作。

锻炼部位：胸部、臂部、肩部和核心肌肉群。

（5）有氧锻炼：重复楼梯冲刺跑，时间约为30秒。

（6）力量训练：深蹲跳，时间约为30秒。

锻炼部位：臀部、腿部。

（7）有氧锻炼：重复横向上楼梯跑，时间约为30秒。

（8）力量训练：肱三头肌悬垂，时间约为30秒。

锻炼部位：臂部、肩部和核心肌肉群。

背对台阶坐在地面上，背部下方可靠在第一级台阶上；将双手置于身后的第二级台阶上，两手分开与肩同宽；抬起髋部，双臂要保持伸直状态，肩膀向下，远离耳朵，收紧腹部肌肉，坚持30秒；双臂弯曲，放低臀部，让它几乎接触到地面；然后肱三头肌用力收缩，伸直双臂；重复上述过程。

2. 利用楼梯进行的第二组有氧运动

（1）台阶力量训练：

单脚跳：以单脚支撑身体，开始跳每一个台阶，持续不间断地跳，跳到30～50个台阶后换一个脚再跳。这样既可以练习下肢的爆发力，又可以发展身体的协调性。

双脚跳：以一个脚一次跳2～3个台阶，然后作适当调整再继续跳，跳到一定的数量后，交换脚再练习。

 运动贴士

进行训练时要依从于自身条件，包括弹跳能力和协调性，再来决定一次跳多少个台阶，如男性多于女性，年轻人多于老年人等。在训练的过程中还应注意安全，在台阶上由于双脚落地不好而没有退路，没有跳过的人心理压力较大，有顾虑，所以最初练习双脚跳时，做一次跳的距离不要过大，一般说以2～3个台阶做一次跳，也不要跳得过快，慢慢适应后，再加大距离和速度。

（2）台阶耐力训练：做训练时应以强度和慢速度进行多次的反复慢跑练习。每次跑完应稍缓片刻用来进行自我放松。

（3）台阶柔韧性训练：

位体前屈：站立在台阶上，身体保持立正姿势，而后将双臂从体侧向上举、上体稍向后屈一下，借回力前屈，不要弯屈膝关节，保持直立，然后用两手伸向地面，以多次振幅，然后两手逐渐往下一级台阶伸，触摸下一个台阶。

弓箭步正压腿：向前跨出2～3个台阶做弓步，双手掌相叠并半支撑在前脚的膝盖上，上体要正直、立腰、正髋。可按节拍做压振动作，做2、3次后，交换另一条腿再继续往上做，一直做到台阶的顶端。

侧压腿：侧对台阶站立，将一腿举起放在台阶上，脚尖勾紧，开胯，支撑脚下蹲，不能提脚跟，上体向被压腿侧下压，然后两脚

互换进行练习。

（4）台阶速度训练：

快跑：为提高难度可以2个台阶为一个单位距离进行向上快跑练习，练习时如可感到强度过大，可以采用间隙训练法，即快速按此种方法跑一趟后，缓慢走下台阶，快跑与间隙时间一般为3～5分钟，然后再跑第二趟，这样三趟作为一组，一共2～3组。组与组的休息时间为6～8分钟。

高抬腿跑：高抬腿和摆臂同步向台阶顶端跑。因为台阶本身存在度，在向上跑时必须将摆动腿抬到一定的高度，然后摆动腿带动小腿积极下压，给台阶一个蹬力。由于摆动腿的蹬力，会使身体失衡而失去协调性，这样一来就迫使异侧手臂使力进行摆动而求得重新得到平衡。在台阶上进行高抬腿跑，对提高短跑中的步频和摆臂是很有帮助的。

（5）台阶行走训练：既可以一个台阶接一个台阶地向上爬，也可以两个台阶接两个台阶地向上爬，或者以这两种方式交叉的方式进行练习都是不错的选择。

（6）台阶跳跃性训练：所选择的辅助运动台阶或支撑物要具有一定高度，单脚起跳并以起跳脚蹬上台阶或支撑物，或以双脚起跳并同时蹬上台阶或是支撑物。在练习时应注意运用手臂进行适当协助，上身直立，以腿部发力，依靠腿部力量完成该动作的练习。

交换腿跳：主要发展踝关节力量。左脚放在台阶上，右脚放在台阶下，右脚前脚掌用力蹬地跳起两脚空中交换位置，同时两臂也要摆动进行配合，然后右脚落地、左脚落在台阶上。如此反复练习

30～50次，重复3～4组。

弓箭步交换跳：发展腿部和距小腿关节（踝关节）力量。由弓箭步跳起弓箭步的幅度应大一些，跳起后应将前膝抬到约90°角，后腿微曲，然后两腿前后交换，动作不停顿不要屈髋下坐，可选择在沙坑内连续交换腿跳。可计时跳3组15秒为单位，也可计数3组15次为单位。

跳台阶：主要发展腿部力量和踝关节力量。两手背在身后或配合腿部自然摆动，两脚平行开立，屈膝半蹲，用前脚掌力量做连续跳台阶动作。一次可跳30～50个台阶，重复3～4组。

利用爬台阶进行锻炼有一定的危险性，所以要注意安全。高脂血症患者要视身体而行，距离、时间、次数、间隙时间等都应根据人实际情况和发展的素质来定，不要强行进行锻炼。每次跳及快跑后，要进行自我放松，待心率恢复到100次/分左右，再进行了下一次练习。在运动过后，还应以双手空心状敲打全身，以缓解运动带来的酸痛。还可以进行了热水浴、蒸水浴、按摩等，消除疲劳。

步行——不分人群的绝佳降脂运动

患者有疑惑

走路可以说是最简单的养身之道。世界卫生组织于1992年指出，走路是世界最佳运动之一，既简单易行，强身效果又好，不论男女老少，什么时候开始这项运动都不晚。我就遇到过这样一位患者，他是一位白领，在查出高脂血症后，便弃车步行，每天走路上下班。来回一个多小时路程，因为走的过程都处在"赶时间"的状态中，所以都是"匆匆"而来，"匆匆"而去，而恰恰是这一点无形中使他的运动时间及强度都有了保障。不知不觉走了7个月，再去复查时，血检报告竟然都正常了。其实，步行快走的好处不仅仅是血脂异常的克星，它对很多疾病都有帮助，高脂血症患者不妨都尝试下步行运动，坚持下去，肯定也会受益匪浅。

专家来解疑

英国维珍公司完成的一项最新研究发现，每天步行上班的锻炼效果相当于在跑步机上运动20～30分钟。研究者称，走路上下班者如果每天路上平均耗时57分钟，平均可多耗热量1360.8千焦耳，按一年计算，步行上下班可多耗热量353808千焦耳，可减肥约11千克。

可能你会说，我工作忙，学习忙，家里忙……没有时间进行运动。那么，我就要问问你，你每天会走路吗？步行是我们每一个人，每一天都会做的一项运动，只要将这种运动加强一下力度，它便是你最好的健身方法。

1. 心血管健康：高脂血症最易引发的就是心血管疾病，而人在步行的时候，身体的各个功能可以得到一次有效的运动，而这对于缩短甘油三脂，胆固醇在体内，尤其是在动脉壁上的存在时间具有很大的帮助的，所以多步行，可促进心血管健康，再者因为人在走路的时候，会减少肾上腺素的产生，从而也能起到保护心血管的作用。

2. 消耗脂肪：步行时，不仅是两个脚在运动，两只手臂也会自然地随着韵律摆动、臀部，腹部的脂肪也能够减少堆积的机会，进而实现减肥，保持形体的目的。

除此之外，步行还可以起到降压、安神、缓解压力、促进新陈代谢、保护心脏、治疗便秘、消除疲劳等作用。

步行究竟要如何"走"才能更好地达到强身健体的效果呢？首先，要纠正步行的姿势，走路时要做到抬头挺胸，双目平视，躯干和腰部自然挺直，身体重心稍向前移，同时收小腹，上下肢要配合协调，步伐适中，两脚落地有节奏感。当要增强运动量时，只需加快速度即可。这种步行的方式，会使股三头肌、股四头肌以及腰、腹肌等总共13个大肌肉群都会协作运动，达到锻炼全身的作用。

对于步行的时间、频率、强度等应遵循"三五七原则"。"三"指每次步行3千米，30分钟以上，一次走完最好。最新研究表明：分为2～3次走完，效果基本相同；"五"指每周运动5次左右，若每周只运动一次就没有什么效果了。如能每天都运动，那就是有规律的健身运动，最为理想；"七"指运动剂量达到中等量运动。中等量运动是指心率加年龄等于170，比如某人50岁，运动时心跳要达到120次/分；某人70岁，运动时心跳100次/分即可。这样的心率大约相当于该年龄最大运动量的60%～70%，这就是中等量运动。

对于步行的练习方法，实际上除了规规矩矩的走路方式，还有许多别出心裁的新方法，爱好运动却时间不足的人不妨一试。

1. **后脚优先步行法**：后脚跟先着地，而不是整个脚底平放在地面上。将重心放在前脚，每跨出一步，前脚须按照后脚跟、脚心、脚尖的顺序着地，这样走路，后脚跟会自然上提，腿的曲线就会变得紧实匀称。

2. **甩包步行法**：很多人都会带包出门，尤其是女性朋友。此时，你可以在不妨碍别人的情况下，可以把它当成"微型运动器械"配合着步伐前后甩动，这种甩提包的动作可以锻炼手臂肌肉。

3. **坐车时的原地步行法**：不用四处走动，即便是坐在座位上也可以做的运动。腿呈90°摆好，脚跟固定不动，脚尖上上下下反复摆动。

4. **等车时的原地步行**：将往意力集中在腹部，全力收紧，感觉仿佛肚脐贴近后背，坚持6秒后还原。这种做法可以有效消除腹部脂肪。

生命在于运动，而运动贵在坚持。无论是经典步行法，还是鬼马的新步行法，真正的目的都是使我们疾病可以祛除，免疫力可以提高，继而达到强身健体的作用。无论你选择哪种运动方式，做了就比没做要强，追求健康的过程就像是在照镜子，你给它一个微笑，它也会回你一个微笑！

慢跑——绝佳的降脂运动

患者有疑惑

有很多人认为慢跑运动只对于那些高脂血症早期或是病情较轻的患者才具有效用，而对于有此病史较久的患者，作用并不明显。其实，这种想法是错误的。我接触过一位患者，发现得了高脂血症时三酰甘油就已经比正常值高了近十倍。住院检查时也没有查到病因，医生要求除了注意饮食外要坚持服药治疗。而后，他坚持服药长达10年，症状有所改善，但是只要一停药三酰甘油就会马上回升至高值。后来，他坚持每天慢跑1000米，循序渐进，又增到3000米。坚持了四五年后，血脂奇迹般地趋于正常。后来，他便不再特意控制饮食，只是仍坚持跑步，结果血脂仍保持在正常范围。以此看来，慢跑运动对于高脂血症患者来讲是很有效果的。

专家来解疑

相比步行来讲，慢跑消耗脂肪的效果更好。如果在没有并发症且身体状况还没有太差，那么对于高脂血症患者来讲，中距离的慢跑才是最为适宜的有氧运动。这种慢跑方式具有运动强度小，时间长，耗氧量低的特点，可以有时间从氧气被氧化的过程中获得能量，吸入的氧气基本可以满足运动的需求，对身体十分有益。

慢跑就是用9分钟以上的时间跑完1600米，一周跑量达到24千米就会起到很好的健身效果。

医学观察研究指出，慢跑时的供氧量，比静止时要多8~10倍，它能使心脏和血管得到良性刺激，可有效地增强心肺功能和耐力。通过适当的慢跑运动，对增强腿力，全身肌肉，尤其对下肢关节、肌肉有明显的锻炼效果，同时还可以达到减轻体重、降低血脂、血压的作用。不仅如此，慢跑还可以促进血液循环，提高新陈代谢能力，减少体内脂肪和胆固醇，排出体内毒素；调节大脑皮质功能，使人精神愉快；促进胃肠蠕，增强消化功能，改善或消除高血压患者的头晕头痛、失眠等症状。所以，慢跑疗法也是高脂血症患者常用的一种祛病保健方法。

1. 慢跑的动作技巧

（1）全身肌肉要放松。

（2）目光注视正前方10米左右。

（3）手臂在体侧随着步伐自然摆，双手半握拳。

（4）双脚尽量贴着地面，步幅稍小，落地时要从脚跟过渡到脚掌再到脚趾，减少对膝盖的冲击。

要掌控好练习频率，初练者每周慢跑2~3次即可，坚持锻炼10周以后可以增加到4~5次；训练强度的大小可以通过心率指标来进

行监测，初练者训练时心率不超过极限心率的60%，而后可增加到70%，最佳状态时也不要超过85%；初练者每次跑步时间在20～30分钟为好，随后可以增加到45～60分钟或更长时间。

在跑之前应做好准备工作，进行拉伸练习，以免运动中肌肉拉伤。首先，弓步向前将重心放在前面那条腿上下压，停止15秒，两侧各3次。而后，坐在地上挺直背，一腿屈于胸前，另一条腿伸直，双手扶住脚掌，以拉伸腿内侧肌肉，保持1分钟。做好准备工作后，就可以开始跑步了。

2. 慢跑的十大要诀

（1）精神愉悦状态佳——保持积极的心态，初次进行慢跑运动，开始的10分钟可能是最难熬的，要根据自身情况调整好速度，以边跑边能轻松说话为好。

（2）保持顺畅的呼吸——一定不要用鼻子屏气而只用嘴来呼吸，要顺其自然，将空气大口的吸入到胸腔才是正确的。

（3）头部保持正直——为防止身体前倾可以在水平线上选取一点作为视线的焦点。

（4）臀部微屈——但不要使肌肉紧张，应随身体的运动韵律随身体自然摆动。

（5）伸展背部——挺胸沉胯，以此来帮助呼吸更好的吸入氧气。

（6）肩部保持放松——灵活地随身体的轴心自然摆动。

（7）足部脚掌完全着地——落地是从脚跟到脚尖的运动，但不可只用脚尖跑。

（8）步伐安排——可是采用跑与走相结合的方法，使身体慢慢适应，逐渐增加跑的时间，缩短走的时间。另外可以选择上坡路和下坡路的地形，也可以起到"跑、走相交替"的作用。

（9）岔气——可能是呼吸了过多冷空气或膈肌痉挛造成的，发生此种情况时，可用手压住胸口10分钟左右，放松身体并深呼吸。

（10）慢跑者最好佩戴一块手表，不住的给自己打气，一分再一分的坚持。

进行慢跑时应选择空气新鲜、道路平坦的场地进行，不要在饭后立即慢跑，也不宜在慢跑后立即进食。慢跑运动之后，应配和呼吸辅以扩胸运动、拉伸练习等来放松肩部及腿部肌肉。心脉平复之后，及时补充水分，让肌肉发生水合作用，防止肌肉酸痛。运动结束20分钟后，身体不再出汗，便可以冲个澡，结束这次运动了。

羽毛球——让"脂肪"随球飞去

之所以将羽毛球运动归类于适合高脂血症患者的运动项目，是因为它的运动强度具有较强的可操控性。在练习羽毛球运动时，可以进行有规则的比赛，也可以作为体闲类的一般健身活动来玩。既可以激烈地打，也可以温柔地操作，可根据高脂血症患者的实际情况选择何种方式来进行运动。在练习羽毛球时，运动者通过在场地上不停地进行脚步移动、跳跃、转体、挥拍等动作，如果再合理地配以各种击球技术和步法，会让人的上肢、下肢和腰部肌肉的力量得以很好的锻炼，能够对人体起到促进全身血液循环，增强血管系统和呼吸系统的功能的作用。

据统计，高强度羽毛球运动者的心率可达到每分钟160～180次，中强度心率可达到每分钟140～150次，低强度运动心率也可达到每分钟100～130次。

高脂血症患者在进行羽毛球练习时应以低强度运动方式为主，长期锻炼可使心跳强而有力，肺活量增大，耐久力也会得以提高。

1. 可调节的运动量

前面我们已经提到过羽毛球的运动强度是可以随着运动人群的不同而做出相应调节的。男女老幼均可适用。

（1）青少年：羽毛球运动可以迎合青少年正在长身体这个特点，起到促进生长发育，提高身体机能的作用。适量的羽毛球运动能促进青少年增长身高，能培养青少年自信、勇敢、果断等优良的心理素质。

运动时间：40～50分钟为宜。

（2）老年人和体弱者：羽毛球可以作为这类人群保健康复的方法来进行运动，视其身体状况，应选择运动量较小的运动方式。运用简单的运动，如弯腰、伸展等，只要能够出出汗，关节得以舒展就可以了。适量的羽毛球运动能增强心血管和神经系统的功能，预防和治疗老年心血管和神经系统方面的疾病。

运动时间：20～30分钟为宜。

（3）儿童：玩，就是孩子们最好的运动，因此，羽毛球运动可作为活动性游戏方法来进行锻炼，可让他们在阳光下奔跑跳跃，并要求他们能击到球，培养他们不畏困难、不怕吃苦、不甘落后的品质。

2. 运动限质性较小

（1）场地不受限制。只要有球，有拍，无论是在健身场所，还是在蓝天白云下都可以进行羽毛球运动。

（2）集体、个人皆宜。既可以一个人做用球拍接球运动，又可以采用两人或多人对战。增加运动的趣味性，在玩的同时，完成了体育锻炼。

（3）运动量可随时调节。精神旺盛时可以打的力度稍强些，如果有些乏了，可以采用一些轻松的打法，边打边玩。

3. 打羽毛球的好处

（1）娱乐性：羽毛球运动本身也是一项娱乐项目，不仅玩球的双方人员在击球的过程中会感受到快乐，就连观赏者也会随着球飞翔的快慢、轻重、高低、远近、狠巧、飘转等变得心情愉悦。

（2）增强体质：通过运动者在前场、后场快速移动击球，中后场的大力扣杀球，被动时的扑救球，双打的换位击球等都需要具备良好的力量素质、速度素质、耐力素质、灵敏素质、柔韧素质以及快速的反应能力。通过长期运动，这些素质都会得以增强。

（3）培养意志：打羽毛球本身就是竞技运动，因其竞争性、对抗性、大强度等诸多因素的要求，会使意志品质在该项运动中占有非常重要的地位。

（4）陶冶心理：羽毛球运动在双方对打时，为了赢取比赛的胜利，需要揣摩对方的战术意图，从而取得战机。因此，该运动不仅可以练身，还可以练心，使人的思维敏捷能力增强。

值得注意的是高脂血症患者在练习羽毛球项目时应当量力而行，例如在进行对抗类型比赛时，不可意气用事，冲动为之，超出了自己所能够承受的运动强度，使身体受到伤害。

健身操——降脂减肥的完美选择

健身操慢慢的在我们的生活中流行了起来，很多女士都不喜欢器械运动，但是却对健身操情有独钟。随着音乐的节拍，跟着一群热情高涨的人，蹦跳之间，不知不觉运动量就已经达到了，听起来真是一种轻松快乐的运动方式。但是，健美操虽好，却让很多中老年人望而却步，在她们的意识中，这种节奏强的运动方式是只属于年轻人的。实际上，健身操的种类也是多种多样的，应根据练习者的年龄、性别、工作、生活条件、环境、体力以及原有的运动基础综合判断和制订具体计划，高脂血症患者除了可以选择运动强度稍强的韵律性健身操外，还可以选择运动强度弱但独具保健功能的健身操。在具体实施中应从实际情况出发，灵活掌握，从而达到锻炼肌肉关节，降脂瘦身，保持形体美的作用。

1. **简单动作型降脂健身操**

（1）转体运动：两脚开立，与肩同宽，两手叉腰，上体向左转动至最大限度，还原。依此法再向右转动至最大限度，还原。连续转体20～40次。

（2）手摸脚踩：两脚开立，比肩略宽，上体前屈，两臂侧伸展，与地面平行，转肩左手摸右脚外侧（踝部）；转肩右手摸左脚外侧（踝部），重复10次。

（3）下蹲起立：两脚开立与肩宽，下蹲，膝关节尽量屈曲，起立，再下蹲，连续做20次。

（4）仰卧起坐：仰卧位，两手上举向前，带动身体向上坐起，还原，再坐起。连续做20次。

（5）对墙俯卧撑：面对墙站立，距墙80厘米左右，两手掌贴墙做双臂屈伸练习，连续做20次。

（6）原地高抬腿：两脚并立，两臂下垂，掌心紧贴同侧大腿外侧面，先将左脚高抬至尽可能高位，下踩；再将右脚高抬至尽可能高位，交叉连续做20次。

2. 中医推荐保健降脂型健身操

第一组：调整呼吸。

（1）坐在椅子上，双足着地，使膝关节弯成90°或小于90°，双膝分开与肩同宽，双肘放在膝上，右手握拳，左手抱于右拳外，女性则右手抱于左拳外。

（2）上身略前倾，低头，额头轻放于拳心处，微闭眼，全身放松，使神经系统进入松静状态。脑海里浮现出蓝天碧水，一切美好的样子。

（3）将思想完全集中在呼吸活动上，不受外界干扰。先随意吸一口气入腹部，再用嘴细小、缓慢、均匀地吐出，全身随之放松，感觉腹部变得松软。再用鼻细、慢、匀地吸气，小腹四周觉渐渐饱满；停止吸气2秒后，再短吸一下；立即将气徐徐呼出，即为：呼、吸、停2秒再吸的呼吸方式。整个过程胸部没有起伏，只有腹部一鼓一瘪的动作。

以上动作反复进行15分钟，此时勿睁眼，抬起头，双手在胸前相搓10余次，再用双手十指自前向后梳头10余次；睁开眼，双手握拳，上举伸伸腰，深吸气一口，徐徐呼出，随之双手松开放下。

第二组：减肥降脂。

（1）平卧在床上，将膝屈成90°，一手置胸部，一手置于腹部。

（2）集中思想，吸气时挺胸收腹，呼气时缩胸凸肚，且尽量深呼吸，但勿过度。呼吸频率保持自然速度，做10～20分钟。

（3）呼吸自然平稳后搓手10余次。

第三组：消积吐纳。

（1）坐在椅子上。膝部保持直角，双脚自然分开，右手握拳，左手抱右拳，将额头枕于拳心，双肘撑在双膝上或身前桌上。

（2）集中注意力，先舒缓地呼一口气，然后意想最愉快的事1～2分钟（保持自然呼吸）。意念集中于呼吸：先随意吸一口气，再由口细、长、匀地呼出，当呼至八九成时停1～2秒，再短呼出，此时意念在收腹，尽量收。然后用鼻细、长、匀地吸气，至八九成时停1～2秒，再短吸一口，同时逐渐挺腹至最大限度。如此反复进行，做15～30分钟。

第四组：采取干浴面、干梳头、鸣天鼓三种锻炼方法。

（1）干浴面：双手搓热，掌心贴于额部，并逐渐擦动、沿鼻旁、下颌、下颌角、耳前、目外眦、额角，反复擦动20～30次。

（2）干梳头：十指尖指腹部贴于前发际，先梳前发际，从头顶至后发际，再梳两侧头部。反复梳20～40次。

（3）鸣天鼓：双手掌捂双耳，手指贴于枕部，示指（食指）叠于中指上，向下滑动敲于枕下两侧（相当于风池穴），耳中有"咚咚"之音。反复做20～30次。

高脂血症患者适合于长时间、小强度的体育锻炼，且每次运动后均有出一身汗的畅快、舒适感。这两套健身操基本可以满足高脂血症患者的降脂需求，但值得注意的是，无论运动强度如何，都应循序渐进，持之以恒，这样才能取得较好的降脂效果。

五禽戏——从古至今的降脂良方

五禽戏相传是由东汉医学家华佗创制的，这是一种很有意思的健身方法，它是通过模仿熊、虎、猿、鹿、鸟这五种动物的动作而创编的一套防病、治病、延年益寿的医疗气功。它共有54种动作，是一种"外动内静""动中求静""动静兼备"、有刚有柔、刚柔并济、练内练外、内外兼练的仿生功法。现代医学研究证明，作为一种医疗体操，五禽戏不仅使人体的肌肉和关节得以舒展，而且有益于提高肺与心脏功能，改善心肌供氧量，提高心肌排血力，促进组织器官的正常发育。

国家体育总局新编的简化五禽戏，每戏分两个动作，分别为：虎举、虎扑；鹿抵、鹿奔；熊运、熊晃；猿提、猿摘；鸟伸、鸟飞。

五禽戏巧妙地把动物的肢体运动与人体的呼吸吐纳予以有机结合，通过模仿虎的凶猛扑动、鹿的伸展头颈、熊的沉稳走爬、猿的机灵纵跳、鸟的展翅飞翔等一系列动作，不仅可以锻炼和提高神经系统的功能，还可以提高人体的肺功能及心脏功能，改善心肌供氧量，提高心脏排血力，促进组织器官的正常发育。它也能同时增强肠胃的活动及分泌功能，促进消化吸收，为机体活动提供养料。练习五禽戏的运动强度不高，对于高脂血症患者练习是非常适合的。

1. **虎戏：脚后跟靠拢成立正姿势，两臂自然下垂，两眼平视前方。**

左式：①两腿屈膝下蹲，重心移至右腿，左脚虚步，脚掌点地、靠于右脚内踝处，同时两掌握拳提至腰两侧，拳心向上，眼看左前方。②左脚向左前方斜进一步，右脚随之跟进半步，重心坐于右腿，左脚掌虚步点地，同时两拳沿胸部上抬，拳心向后，抬至口前两拳相对翻转变掌向前按出，高与胸齐，掌心向前，两掌虎口相对，眼看左手。

右式：①左脚向前迈出半步，右脚随之跟至左脚内踝处，重心坐于左腿，右脚掌虚步点地，两腿屈膝，同时两掌变拳撤至腰两侧，拳心向上，眼看右前方。②与左式②同，唯左右相反。如此反复左右虎扑，次数不限。

基本手型：虎爪，虎口撑圆，五指张开，第一、第二指关节弯曲内扣。

模仿神态表现：目光炯炯，摇头摆尾，扑按，转斗，表现出威猛神态，要刚劲有力，刚中有柔，刚柔并济。

功能及作用：填精益髓，强腰健肾。

2. **鹿戏：身体自然直立，两臂自然下垂，两眼平视前方。**

左式：①右腿屈膝，身体后坐，左腿前伸，左膝微屈，左脚虚踏；左手前伸，左臂微屈，左手掌心向右，右手置于左肘内侧，右手掌心向左。②两臂在身前同时逆时针方向旋转，左手绕环较右手大些，同时要注意腰胯、尾骶部的逆时针方向旋转，久而久之，过渡到以腰胯、尾骶部的旋转带动两臂的旋转。

右式：动作与左式相同，唯方向左右相反，绕环旋转方向亦有顺逆不同。

基本手型：拇指伸直外张，示指、小指伸直，中指、环指（无名指）弯曲内扣。

模仿神态表现：如鹿样心静体松，姿态舒展，表现其探身，仰脖，奔跑，回首之神态。

功能及作用：可舒展筋骨。

3. 猿戏：脚跟靠拢成立正姿势，两臂自然下垂，两眼平视前方。

左式：①两腿屈膝，左脚向前轻轻迈出，同时左手沿胸前至口平处向前如取物样探出，将达终点时，手掌撮拢成钩手，手腕自然下垂。②右脚向前轻灵迈出，左脚随至右脚内踝处，脚掌虚步点地，同时右手沿胸前至口平处时向前如取物样探出，将达终点时，手掌撮拢成钩手，左手同时收至左肋下。③左脚向后退步，右脚随之退至左脚内踝处，脚掌虚步点地，同时左手沿胸前至口平处向前如取物样探出，最终成为钩手，右手同时收回至右肋下。

右式：动作与左式相同，唯左右相反。

基本手型：五指捏拢，屈腕。

模仿神态表现：仿其敏捷好动，表现出纵山跳涧，攀树蹬枝，摘桃献果之神态。

功能及作用：锻炼肢体灵活性。

4. 熊戏：**身体自然站立，两脚平行分开与肩同宽，双臂自然下垂，两眼平视前方。**

先右腿屈膝，身体微向右转，同时右肩向前下晃动、右臂亦随之下沉，左肩则向外舒展，左臂微屈上提。然后左腿屈膝，其余动作与上左右相反。如此反复晃动，次数不限。

基本手型：拇指压在示指端上，其余四指并拢弯曲，虎口撑圆。

模仿神态表现：如熊样浑厚沉稳，笨重中寓轻灵。

功能及作用：加强脾胃，增强体力。

5. 鸟戏：**两脚平行站立，两臂自然下垂，两眼平视前方。**

左式：①左脚向前迈进一步，右脚随之跟进半步，脚尖虚点地，同时两臂慢慢从身前抬起，掌心向上，与肩平时两臂向左右侧方举起，随之深吸气。②右脚前进与左脚相并，两臂自侧方下落，掌心向下，同时下蹲，两臂在膝下相交，掌心向上，随之深呼气。

右式：同左式，唯左右相反。

基本手型：五指伸直，拇指、示指、小指向上翘起，环指、中指并拢向下。

模仿神态表现：仿其昂然挺拔，悠然自得，表现出亮翅，轻翔，落雁，独立之神态。功能及作用：增强肺呼吸，调运气血，疏通经络。

五禽戏的练习，不仅能使高脂血症患者身体上得到益处，对于心理上的调节也是十分有效的。在术法练习前及练习每一戏时都要进行心理自我调节。起功前，要先意守丹田，排除杂念，做到思想集中，心神合一的境界。而在练习每一戏时，也要求练习者进入该式模仿的意境，虎式时，要意想自己成为威猛无比的老虎，傲视群兽，伸展肢体，抓捕食物；鹿戏时，要体会鹿的意境（轻灵迈步、谨慎、平和）；猿戏时，要体会猿的意境（机智、敏捷、灵巧、快乐）；熊戏时，要体会熊的意境（沉着稳健、自由漫行，憨实宽容）；鸟戏时，要进入鸟的意境（安然自在、悠闲宁静）。随着招式的不同，练习者也需不停的调整其心理状态，放松精神，缓解压力。长期练习五禽戏可以使人的精神不断转换调解，提高脂血症患者控制情绪的能力，减轻心理压力，从而达到保持心理健康的目的。

游泳——水中降脂有奇效

患者有疑惑

总体来讲，患高脂血症的人群体型偏胖者较多。有位体重有200多斤的患者，当我建议他要结合运动来调节血脂时，他都会苦笑着向我倾诉，说像他这种体型的人群，参加跑步、跳操等运动是有多么的痛苦。运动没多久时间就累得要虚脱了，搞得对运动一点兴趣都没有了。我对他说，"你可以游泳啊！"对，就是游泳。这位患者果然去游泳了，没几日见了我，连声道谢，说是真的爱上这种运动了，不再会流得满头大汗，觉得自己可以轻轻松松地去运动降脂了。半年后，再次遇到这位患者，他居然爱上了游泳，并且还组建了游泳俱乐部。当然，他的血脂指标也成功地转好了。

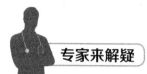

专家来解疑

在陆上进行运动时，往往体重较重的人群身体会承受很大的重力负荷，运动刚刚开始，就觉得身体已经要达到极限了，自信心也会大打折扣，对减肥运动也失去了兴趣。而游泳项目是在水中进行的，运动时，水的浮力会分担肥胖者的一部分体重，下肢和腰部会因此轻松许多，关节和骨骼损伤的危险性也随之降低。

轻度高血脂者游泳大约3个月，最多至6个月，体重就可降至接近正常。医学专家曾做过这样的测定：每一次游泳30分钟就可以消耗1100千焦的热量，如果游泳1小时可减轻体重约350克。

有人就会怀疑了，在水中看似温柔的动作能起到降脂的作用吗？这一点完全不用担心。水的密度和传热性能都比空气大，所以游泳消耗的能量也比其他运动要多。实验表明，在12摄氏度的水中停留4分钟所消耗的热量，相当于在同等温度的陆地1小时所消耗的热量。可见在同等时间、强度下，水中消耗的热量要比陆地大得多。水的阻力使运动者就像是做力量练习一样，可以更好地发展肌肉的力量和伸展性。虽然，人在游泳时看起来要比跑步慢得多，甚至追不上步行者，但是我们要知道，假设运动速度相同，水中运动与陆地运动相比，完成动作至少要多用7倍以上的力。明白了这些，你还会担心游泳运动力度不大吗？

1. 速效燃脂的游泳法

下水后，采用蛙泳方式。先让自己的身体漂浮起来，像俯卧在水面上一样，寻找舒适感。两只手开始划水，调匀呼吸，感觉比躺在床上都舒服轻松时立即出水。出水时动作要缓慢，感觉身体在水中的重量，比较水中的漂浮感和陆地上的重力感。以低频率运动，以不加快心跳为限，因为这样容易把已经产生的感觉消除。

依照这种方法坚持数天，原先鼓胀的肚子会感到轻松许多，但是体重下降指数却不高。但如果坚持游泳3～5个月，再加以饮食控制，辅以每天1～2千米的散步，因为运动中所消耗的能量是靠体内的碳水化合物和脂肪来不断补充的，所以长期坚持运动体内多余的脂肪，就会逐渐地减掉。

2. 常见的游泳方法

（1）蝶泳，主要锻炼胸大肌、背阔肌、腹直肌。

（2）仰泳，主要锻炼背阔肌、股四头肌。

（3）蛙泳，主要锻炼臀大肌、股四头肌、背阔肌、肱三头肌。

（4）自由泳，主要锻炼肱三头肌、肱四头肌、斜方肌、臀大肌。

说明：锻炼部位肌肉都是稍微偏重，无论哪种泳姿都是锻炼全身。游泳锻炼出来的肌肉是流线型的，并不是块状肌肉。

3. 饮食注意

运动过后，人都会有一个"超量恢复"的现象。这是因为人体为了适应下一阶段运动水平的提高，在每次运动后，都要摄入比以前更多的能量而自动进行的调节，算是人体的一种自我保护。因此，在游泳过后，人常常会更有食欲，并且睡眠质量也会得到很好的改善，就是为了将消耗热量补回来，甚至比消耗的还多。因此，不注意节食，尤其运动一段时间后又停止，最容易使体重超过原来水平。这是很多人运动减肥失败的重要原因。

运动贴士

高脂血症患者确实可以将游泳作为降脂的主要运动，但是在游泳之前一定要确定身体没有任何突发性疾病，且须做好准备工作，同时必须注意安全，防止发生意外事故。

跳绳运动——增活力减血脂

一根跳绳、软底鞋、小场地，简单的条件就可满足这种运动方式的需求了。跳绳的过程既能锻炼速度同时又可兼顾耐力，还能使人体的反应力、平衡力及协调能力得以提高。跳绳属于跳跃性运动，运动强度也比较大，消耗的体能就会相对大些，因此，对高脂血症及肥胖症均有很好的治疗缓解作用，是理想的减肥降脂方式。

跳绳运动只要每天坚持1个小时就可以燃烧脂肪5460千焦耳，这相当于慢跑3个小时所消耗的热量。

跳绳花样繁多，可简可繁，运动者可以选取自己易掌握的方法进行锻炼。

1. 正确的跳绳方法

跳绳时切忌弯腰驼背，伴随着平稳，有节奏的呼吸，身体可以稍微前倾，上部保持平衡，双脚同时跳，然后过渡到双脚交替跳，尽量用脚尖点地，这样运动起来会轻快省力很多。另外，跳绳不要跳得太高，绳子能过去就可以了，这种跳绳方式也能避免膝部和距小腿关节因为过分震荡而受伤。除了单腿交换的花样跳法之外。手臂尽量大幅度的摇动，这样不但可以起到更好的锻炼效果，也能避免跳绳中断。

2. 跳绳的运动量

初练者：每次60～100跳。分2～3次，间隔1分钟。

正常：每天 400～500次。分次，间隔1分钟。跳跃的速度保持在每分钟60～160次之间。

3. 跳绳的最佳时间

理论上来讲饭前和饭后1个小时是不可以进行剧烈运动的，人体活动状态最好的时段应该是下午3点到晚上8点。

4. 跳绳后按摩

跳绳运动后要进行适当的拉伸和按摩，这样会有效防止腿部酸痛，也会防止腿部肌肉变粗。

5. 跳绳的好处

（1）锻炼力量耐力：跳绳能够锻炼人的弹跳、速度、平衡、耐力和爆发力，同时可以培养准确性、灵活性、协调性以及顽强的意志和奋发向上的精神。

（2）缓解颈椎腰椎酸痛：可缓解长时间伏案工作者腰酸背痛等

症状。

（3）促进新陈代谢：可以锻炼全身肌肉，消除臀部和大腿上的多余脂肪，在使你形体不断健美的同时使体内血脂水平不断地趋于标准。

（4）增强心肺功能：跳绳可以让血液获得更多的氧气，使心血管系统保持强壮和健康。

（5）预防骨质疏松：适宜的运动量可以起到预防骨质疏松，促进骨细胞代谢，防止骨质软化，有增加骨强度的作用。

跳绳进行10分钟，相当于慢跑30分钟的运动量，它具有耗时少，耗能大的特点，对于高脂血症初期患者调节血脂的效果可以说是立竿见影的，但是对于有并发症的患者，在进行此项运动之前，应以安全为主，最好事先咨询医生，看看自己是否适合。

气功——最自然的降脂"神功"

气功，是一门非常神奇的武功，何为"气"？所谓"气"，当然是指人体呼吸的空气以及在人体内在"元气"。元气就是气功中常讲的"内练一口气"。它相当于人体对疾病的抵抗力、对外界环境的适应力和体内的修复能力。据权威资料统计，练习气功后，高脂血症患者的三酰甘油水平和胆固醇水平都有明显的下降。

1. 降脂气功

松功：选择任何体位，只要自然舒适即可，呼吸平静自然，吸气默想"静"字，呼气默想"松"字，然后依次从头、肩、上肢、胸、背、腹、腰、臀、大小腿、双脚放松，最后意守双脚，每放松一遍约5分钟，最后从头开始向下，直至双脚、全身放松，要缓慢反复进行。

静功：取仰卧、平坐、盘坐位，做到虚灵顶劲，沉肩坠肘，尾闾正中，舌抵上腭，鼻吸鼻呼，吸气要使真气"气沉丹田"，呼气顺其自然，意领真气沿任脉向下到丹田。

动功：①踏步击腹，边踏步边双拳沿食物在体内运行的方向敲击，食道，至胃，至十二指肠，至小肠，再至大肠，在腹部反复轻敲击，轻匀，敲到哪，想到哪，哪里就放松。②云手扩肺，马步与左右弓步交替应用，先练左手，后练右手，反复交替，深吸慢呼，意守脚底涌泉穴。

整理活动：气功一般包含有调身（姿势）、调息（呼吸）、调心（神经）等三方面，且这三方面是互相制约，互相影响的。收功后，应采用慢跑方式，使身体逐渐平复到练功前的自然状态，时间10～15分钟。降脂气功应长期坚持，每天练30～60分钟，观察半年。

2. 治疗慢性病的作用原理

静养元气：保养损耗了的元气，使身体抵抗力逐渐增加，使扰乱了的机能逐渐恢复正常。

积聚精力：相关研究发现，练功过程中的生理反应属于所谓"储能性反应"，即积聚能量性质的反应，具体表现在较练功前身体的耗氧量会减少30.7%，且能量代谢下降。这种"储能性反应"，有助于减少患者身体的消耗，重新积聚精力。

"按摩"腹腔：通过呼吸运动的机械作用，对腹腔器官进行"按摩"。气功的腹式呼吸所引起的这种按摩作用，尤为显著。对腹腔器官施行有节律的"按摩"，可促进胃肠蠕动，减轻腹腔瘀血，增进消化和吸收功能。

由此可见，气功的学习和练习对高脂血症患者是非常有效的。气功不仅可以使我们身体的疾病祛除，还可以帮助我们保持一个积极的心态，做任何事情都可以事半功倍。

瑜伽——行之有效的降脂法

瑜伽也许是世界上历史最悠久的"健身项目"，它起源于八千年前的印度，那时的修行者灵感来自于自然中的动植物活动，通过细心地观察而创造出来的一种集治病、防御、强身于一体的健身术。近代，这种健身项目传入了欧洲，吸收了西方的运动医学和解剖学的精华，不断演变，成为今天我们看到的一种时尚的健身方式，并发展出各种"门派"，在全世界风靡至今。瑜伽运动备受性女性朋友的喜爱，很多明星痴迷于它，用以保持身材。

1. 瑜伽入门

（1）找一位入门老师：初习瑜伽者一定要在专业的老师指导下进行练习。如果这一点无法实现，也可以退而求其次，通过网络搜集一些专业的视频或是购买正版光盘书籍来进行学习，帮助你提示呼吸方法及体式顺序等。所以，我们所说的好老师，不一定是人。

（2）循序渐进，持之以恒：只有真正的长期有规律地进行练习才会感受到瑜伽运动无限的好处。如果坚持每周练习2～3次，则最快的会一个月便发现自己的改变。瑜伽有不同的类别，比如哈他瑜伽、胜王瑜伽等，仅健身常用的也有很多派系，比如阿斯汤加、艾扬格瑜伽、流瑜伽等。大多数初学者可以从最基础的哈他瑜伽或艾扬格瑜伽练起，身体素质有一定提升后再去尝试自己喜欢的其他风格和派系。

（3）精益求精，体会瑜伽生活：瑜伽运动不仅仅只是在练习课堂上，我们更应该将它的精髓运用到日常生活当中，这样才会使它与生活相融和，运动无处不在。如疲劳时，没有条件可以休息，不如采用瑜伽冥想的方式同样可以使自己放松下来，使自己得到休息。再如，晚上睡觉时不如采用瑜伽休息术，一定会得到良好的睡眠。渐渐地你会发现，瑜伽真的不只是健身，更是一种生活方式。

2. 瑜伽的基本练习

（1）仰卧姿势：仰卧，双脚并拢。脚趾绷直指向天花板，腿部撑紧；注意，将我们的双手分别放在胸的侧边，手肘撑地，慢慢抬起胸部向上，并尽量抬高，头顶顶住地板；放低胸部，背部完全着地，双臂伸直自然置于地板上，放松身体，做自然呼吸。

（2）坐姿后屈式：坐姿，双腿盘放，双手自然置于膝盖上，背部撑直，肩膀向后打开，胸部挺起，眼睛目视前方；轻轻地将我们的后背往后靠近；手肘撑地，双手握拳，前臂扶在胸部两侧，头顶顶住地板。

（3）坐姿前屈式：坐姿，双腿弯曲，脚掌紧贴在一起，双手扶住脚趾处，背部打直，肩膀向后打开，眼睛目视前方；身体向下弯曲，直至额头置于地板上，臀部尽量压低紧贴地板，背部微微拱起。

（4）鱼式：俯卧，腹部着地，双脚并拢，双腿伸直撑地，双臂伸直紧贴身体并置于地板上，面部朝向左侧；双臂置于身体下方，双脚分开一段距离，慢慢抬起双腿离地，并尽量抬高。

3. 练习瑜伽的好处

（1）修身养性、平静内心：瑜伽总是有点超凡脱俗的味道，练习瑜伽可以帮助我们忘掉所有生活中不愉快的事情，使自己受到更好的熏陶，加强自信心，热爱生活。

（2）增强抵抗力：长期进行练习不仅可以起到降血脂的作用，还可以增强身体免疫力，减少各种疾病的发生概率。

（3）改善个人情绪：很多高脂血症患者存在易怒、易躁的情况。练习瑜伽可以使包括脑部在内的腺体神经系统产生回春效果，心智情绪不知不觉地也会呈现出积极的一面，让你更加的自信，更热诚，帮助你塑造乐观的心态，让你觉得每一天的生活都变得更有创意。

（4）调节生理的平衡：长期练习瑜伽能够保持身体中的各大系统的状态，同时也能够调整生理功能，达到强身健体的作用。

瑜伽通过调息法、体位法来调节身体各个器官的功能，达到强身健体的目的。有吸烟、喝酒嗜好的人可以通过练习瑜伽，让你自然忘掉这些不良习惯；生育过后，脂肪堆积者可以通过练习瑜伽让你恢复完美身材；高脂血症、高血压等患者可以通过练习瑜伽达到减脂、减压的效果……总之，练习瑜伽的好处数不胜数，还需练习者慢慢体会。

爬山——身心同时得益的运动方法

"会当凌绝顶，一览众山小"，喜欢爬山的人都偏爱攀上顶峰，凌驾于万物之上，一览众山的奇妙感觉。我想这也是千千万万人热爱爬山运动的原因之一吧。爬山是一项很适合高脂血症患者的运动方式，它不仅可以锻炼身体，还可以营造一个让人心情愉悦的气氛。青山绿水，情怀得以舒展，清新的空气，鸟语花香，都是养生法宝。只要患者可以掌握好爬山运运的量，别让自己过于疲劳，这项运动不失为一个一举多得的健身好方法。

爬山属于有氧运动中的一种，据测定，爬山者在坡上以每小时2千米的速度攀登30分钟，大约可以消耗2100千焦耳，相当于在健身房边做50分钟枯燥的练习或者是游泳45分钟。这是因为山上空气清新，此时运动会使肌肉获得比平常高出10倍的氧气，随着氧气量吸入的倍增，不仅可以促使体内的致癌物、毒素及有害物质及时排出，还能够增加免疫细胞数量，增强免疫力，能够促进新陈代谢，加快脂肪燃烧，起到快速降脂减肥的作用。

1. 爬山的准备工作

（1）爬山前10～15分钟要补充水分400～600毫升，这次补水不是为了你解渴，而是为了稀释血液，同时防止在运动过程中身体水分的缺乏。随身携带一些水或饮料。就算是在爬山时也不要等渴了再喝水，要经常喝水，每次喝三大口，随时补充水分。最好是含有适当糖分及电解质的动作饮料，以减轻疲劳感，尽快恢复体力。

（2）要选择一双合脚且舒适的鞋子，衣服以运动服或休闲服为好。

（3）爬山前要进行热身运动，可以按照从上到下的顺序，采用转、揉、拍、抖、踢、压等方式活动全身的关节，以免受伤，热身时间10分钟左右便可使肌肉和组织温度提高。

2. 爬山的注意事项

（1）天气不好时最好不要去爬山，一是因为阳光不足，植物会释放二氧化碳，对人身体有害；二是雨、雪天路滑，容易发生危险。

（2）爬山时要掌握一定的技巧。一是要正确掌握省力技巧。身体要前倾，可以节省1/3左右的体力，腰、背要挺直，避免形成驼背、弯腰姿势，下山时走Z字形，可以保护膝关节少受冲击，同时也可以节省体力。二是要注意呼吸。在整个爬山过程中都要保持一定的呼吸频率，一般情况下心率要保持在120~140次/分为宜，然后再逐渐加大强度，不能突然加快脚步或者做拼命的冲刺，这样会导致呼吸频率的改变，引起身体不适。

（3）爬山运动一周进行3次比较适宜。登山没有必要天天进行。一般来说，一周内进行3~4次，也就是维持隔天登山的频率是合适的，既不至于过度疲劳，又能起到锻炼的效果。

（4）爬山运动过后，不要突然停下来，做好整理和放松动作后再休息，血液回流就会有障碍，会导致身体的不适。

3. 爬山的好处

（1）爬山可以提高心肺功能，改善肺通气量、增加肺活量，同时还能增强心脏的收缩能力。

（2）爬山可以强筋健骨。山间地形各异，穿行此间有益于改善人体的平衡功能，增强四肢的协调能力，尤其是行走在没有经过人为修饰的非台阶路段，可使人体肌纤维增粗、肌肉发达，增强肢体灵活度。

（3）爬山可以治疗近视。山的地势较高，人可以自然眺望远处，放松眼部肌肉，解除眼部肌肉的疲劳。

（4）爬山可促进血液循环，增加毛细血管功能，降低血脂，瘦身减肥。

4. 适宜爬山运动的人群

爬山，这项运动并非人人适合。进行爬山运动时，膝关节所受到的压力是平路行走的4~5倍，人体的膝关节有一个减震器似的半月板，就是两片半月形的软骨，位于股骨和胫骨相交处，它的作用就像个软垫一样，用来分散重量。另外，膝关节还有一个组织是关节软骨，它们的作用是使骨与骨之间运动时的摩擦降低。如果经常爬山，这些"减震器"就会频繁地遭遇磨损，就可能造成膝关节、距小腿关节慢性损伤，关节过度磨损，进而继发关节炎。

（1）老年人。这部分人很多都有骨质增生，关节功能退化的毛病，爬山的时候就会导致关节负荷过重，进而加重关节的退化。

（2）内风湿关节炎和骨关节炎患者。爬山时关节会不断摩擦，下山腿部压力大都会加剧腿部疼痛，身体无法承受。

（3）高血压及糖尿病患者。前者病症易伴头晕，登山若稍加不注意可能会出现危险；后者爬山会加重腿部循环障碍，脆弱的糖尿患者爬山可能会导致骨折。

（4）痛风症患者。研究发现，痛风患者爬山会诱发急性关节炎的发作。

运动贴士

爬山虽好，却要根据自己的实际情况而定，不能盲目跟风，以免发生危险。

运动第三步：避开运动降脂的危险误区

运动过后暴饮暴食

患者有疑惑

运动可以帮助加速新陈代谢以及增加肌肉。高脂血症患者要想达到较为理想的降脂效果，一般都要辅以适当的运动。但是，和患者交流时却常常听他们提起自己天天做运动，吃饭也减量了，可是坚持一段时间，不仅体重没有减少，血脂不降反升了。我奇怪地追问下去，原来这些患者运动倒是认真了，可是由于运动后肚子总是饿得咕咕叫，便忍不住地寻找食物，尤其对甜食更是异常渴望，不知不觉中就吃下了不少，这就是原因了。当你运动过后多吃那么几口的时候，运动所消耗的热量全都补回来了，所以之前的运动等于做了无用功，甚至还摄入了更多的热量，这样就会造成越运动越胖，越运动血脂越高的现象了。

专家来解疑

最新研究结果显示，运动1个小时的人与坐着不动的人相比，即便饥饿程度和食欲抑制激素水平相同，前者也比后者吃得多，原因是心理和人体化学的混合作用。

虽然在运动过后，适量地补充一些营养物质不但可以补充体力，还可以帮助抑制食欲，可是倘若"吃多了"，那可浪费你辛苦的运动成果了。由上述研究结果我们可以看到，运动后的暴饮暴食与饥饿和食欲激素一点关系都没有，多出自心理因素，因此，理应通过一些方法加以控制。

1. **做最了解自己的人**：避免运动过度，人们往往认为运动量越大，所收获的效果越好，但事实常常事与愿违。要想达到祛病健身的作用需要长时间持之以恒的努力，并非一朝一夕即可完成。要了解自己的运动极限，不能使运动强度超过自己的体能负荷，这样反而会对身体造成伤害。过度运动，也会使运动后的食欲难以控制，促使暴饮暴食情况频繁发生。

2. **运动前先适量补充能量**：虽然不少健身教练都建议人们要在空腹的状况下进行运动，认为这样才能达到最好的燃烧脂肪的效果。但是这样很可能会引发低血糖的发生，还可能导致肌肉的流失。不仅如此，对于那些运动后难以控制住嘴的人群，这种做法无疑是催化剂，会促使他们在运动之后吃下更多的东西。因此建议最好在运动前的2~3小时，先补充一些热量，但要记得避免高脂肪的食物，尽量以碳水化合物及蛋白质食物为主。

3. **及时补充水分**：无论是运动前还是运动之后，都应该保障水分的充足。如果运动强度较大，最好在运动前期就应该开始补充水分。水分可以参与人体代谢，因此水分补充到位可以起到促进新陈代谢的作用，正常生活中，每个人每天都要至少要喝8大杯的水，那么，进行运动更不应该少于这个水量了。

4. **增加膳食纤维的摄取量**：平时多食用膳食纤维含量多的食物，因为这些食物不但可以增加你的饱足感，并且热量较低，因此不容易让体重增加。但是，万不能太过于极端，只食蔬菜水果来进行降脂，长期以往会导致营养素不均衡、容易造成肌肉流失，反而不会得到理想效果。运动期间，应积极摄取各类营养成分，但应以低糖量饮食为主，这类食物有助血糖稳定，不易导致脂肪淤积，甚至有抑制食欲的效果，如全谷类、蔬菜、水果、瘦肉、鱼肉等。

5. **少量多餐**：这种饮食方式有助于血糖的稳定，可以帮助运动者抑制饥饿感。但是，这并不代表运动者就可以随意吃了，一定要勤于计算自己摄取热量的量，如果吃进的食物总热量远超了你运动消耗的热量，那么，即使是这种饮食方法再科学，也不会达到降脂减肥的效果。一般来说，一天所摄取的热量至少要大于基础代谢率，要不然很可能会因为饥饿或是能量不足，反而导致身体的代谢下降，影响减重的效果。

运动贴士：美国运动医学协会提供的基础代谢率计算公式。BMR（男）=13.7×体重（千克）+5.0×身高（厘米）−6.8×年龄+66；BMR（女）=9.6×体重（千克）+1.8×身高（厘米）−4.7×年龄+655。

量力而行，避免运动过猛

患者有疑惑

运动虽然有改善血脂浓度的功能，但是一旦运动过激、过猛，很容易给身体造成伤害。行医多年，遇到的患者数不胜数，高脂血症患者一般易伴有心脏供血不足的病症。我记得有位45岁的先生，公务员职位，因为平常上班一般都伏案工作，也很少参加活动。单位组织体检，发现自己血脂偏高了。于是，他便给自己下了运动指标，每天快走10千米，约1个小时。可是，开始运动以来，不仅身体没有觉得轻松，反而一到后半夜就会感到心慌、心跳快、出虚汗。他把这些情况反映给我，参照他的病例，我告诉他，这是运动过猛了！给他调整了运动计划后，果然，身体的不良状况消失了。

专家来解疑

尽管生命在于运动，但是凡事都应该有度，量力而行。运动超过了自身负荷，呼吸跟不上了，所用的运动就会变成无氧的，我们都知道，无氧运动很容易造成运动疲劳，这样的运动最伤心脏。高脂血症患者易伴有其他方面的并发症，如上面例子中提到的那位先生，即使像快走这种强度适中的运动，对他来讲也是"过猛"了。

1. **选择合适的运动项目**：应从个人身体实际情况出发，可选择富有节奏感，重复性的轻、中度项目为宜，如步行、慢跑、爬山、游泳、跳绳、骑车等。任何一种项目的练习都是坚持为贵，切忌三天打鱼，两天晒网。

2. **掌握好运动强度、频率及时间**：一般40岁心率控制在140次/分；50岁130次/分；60岁以上120次/分以内；一周3～4次运动量；每次30～40分钟。

3. **运动时注意事项**：运动要量力而行，视自身情况而定，如果在运动的过程中或运动过后自身出现异常，如严重呼吸费力、前胸压迫感、头昏眼花，面色苍白等现象，应立即停止运动，有可能的话，应平卧休息。

4. **不适宜做运动者**

（1）高脂血症患者如果合并频发室性早搏和心房颤动，室壁瘤，肥厚型梗阻性心肌病，扩张型心肌病和明显的心脏肥大，未能控制的糖尿病，甲状腺功能亢进，肝肾功能损害，就要尽量减少运动量，或者是在医生的指导下进行运动。

（2）高脂血症患者如果合并肝肾功能不全，严重的室性和室上性心律不齐，充血性心力衰竭，重度高血压，不稳定型心绞痛，严重的糖尿病，急性心肌梗死急性期，就要坚决禁止运动了。

（3）高脂血症患者如果没有合并其他病症，每天以慢跑3～5千米的强度进行运动是合适的。如果合并轻度的高血压、糖尿病和无症状冠心病，则要控制好强度，以不发生明显的身体不适为度。

（4）高脂血症患者合并完全性房室传导阻滞、左束文传导阻滞、安装固定频率起搏器、劳力型心绞痛、严重贫血、严重肥胖以及应用洋地黄或β-受体阻滞药等药物时也应该谨慎地进行运动。

运动贴士

运动并非可以对所有的高脂血起到调节作用。有些患者受遗传影响，靠运动就无济于事，必须配合服药来降脂。

运动保护，必不可少的措施

有些高脂血症患者并不觉得自己的病有什么大问题，认为血脂既然高了就理应多参加些体育锻炼，至于要做怎样的运动防护、参加什么项目等毫不介意，认为运动无非是跑跑跳跳的，自己的身体没什么大不了。孰不知，将这种"大大咧咧"的性格表现在高脂血症的运动疗法上是十分危险的。很可能在运动中发生意外，严重的还会威胁生命健康。那么，为了避免意外伤害，最大限度地发挥运动疗效，高脂血症患者在运动前后及运动中应当注意下列安全保护措施。

1. **在进行运动疗法前做体检**：高脂血症患者一定要切忌"没事思想"的产生，为了自身健康，在实施运动疗法前做一次全面的身体检查是十分有必要的。这次检查的意义不仅帮助你排除各种可能的合并症或并发症，也可以帮助你确定自己适合的运动项目及运动强度。一般认为，如果高脂血症患者在检查中没有出现严重合并症以及低密度脂蛋白胆固醇血症的话，均可参加一般类型的运动，而对于合并有轻度高血压、糖尿病和无症状冠心病及肥胖症患者，可在医生指导下进行运动。按根据高脂血症患者病情的轻重与否，按运动量强度分为以下3类人群。

（1）禁止运动锻炼者：高脂血症合并急性心肌梗死，不稳定型心绞痛，心力衰竭，严重的室性和室上性心律失常，重度高血压、重度糖尿病及肝肾功能不全者。

（2）减少运动量者：高脂血症合并频发性早搏和心房颤动，室壁瘤；肥厚型梗阻性心肌症、扩张型心肌症和明显的心脏肥大，未能控制的糖尿症，甲状腺功能亢进，肝肾功能损害者。

（3）谨慎运动者：高脂血症合并完全性房室传导阻滞，左束支传导阻滞，安装起搏器，劳力性心绞痛，严重贫血，严重肥胖以及应用阻滞类药物者。

2. **运动场所及运动装备的选择**：高脂血症患者进行体育锻炼

时，尽量选择比较安全且环境较好的场所，例如学校、公园、健身所等，最好不要在马路及巷子上运动，以免车辆出现反应不及。而且，患者在进行运动时最好有人同行，以免发生意外。

由于运动会使人大量出汗，所以在衣着的选择上应以透气及吸汗的布料为好，在鞋子的选择上也应以透气及舒适为好。

3. **顺应时节，适当调整运动方案：** 人们常说"冬练三九，夏练三伏"，这句话是在告诫人们运动要持之以恒，不可半途而废。可是对于高脂血症患者来说，冬、夏却不一定要太过于"坚持"，应随季节的不同而做出相应的调整。夏天，应当避免艳阳高照时外出锻炼，以免中暑及水分过多消耗，反倒是不利于病情的稳定；冬天，高脂血症合并心血管疾病的患者应谨防"冬日猝死三联征"即"冬天、凌晨、扫雪"，最好不要再到室外进行运动，以防心肌耗氧量增加，构成生命危胁。而对于可以在冬天出门运动的高脂血症患者也应减少运动量且注意防寒保暖。

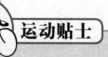

运动贴士

高脂血症在运动时还要保持心态平衡，做到不攀比、不争强、不过量，这样才会使运动疗法发挥出最大功效。

降脂运动还应看人下"菜碟"

不同的人群身体状况肯定不一样，高脂血症虽然以中老年人居多，但也不排除年轻人和儿童患病的可能。对于这种情况，我们不能武断的一概而论，应该根据不同人群的不同特点来定义运动方式，如年长者、成年人、上班族、少年儿童以及孕妇等运动方式应有所不同，从而让运动取得更为理想的效果。

1. 男性运动选择：较女性相比，男性的特点是更有力量，更具有安全感，坚韧不屈，甚至是摧不垮，压不倒的。因此，男性更适合可以发达肌肉的力量型运动。高脂血症患者应以有氧运动为主，适当地辅以负重及伸展运动。

适宜项目：球类、步行、水上活动、体操、器械健身、跑步等。

运动贴士

力量型的运动需要补充更多的蛋白质，促进肌肉生长，以满足对肌肉练习的需求。建议每天补充1.4~2.0克/千克体重的优质蛋白质，但也不可过多，以免增加肝肾负担。

2. 女性运动选择：女性具有力量较小，但是柔韧性却优于男性的特点，因此可以多参与与柔韧性运动相关的运动项目，不仅可以起到降脂的作用，还能起到修身的作用。

适宜项目：健身操、舞蹈、瑜伽、体操等。

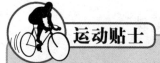

女性由于生理原因易发生贫血，如果参加运动项目，更易发生运动性贫血。因此应提前做好预防。首先，在饮食方面先要保证充足的蛋白质和铁质的供应。运动前后也应适当补充一些如维生素C或维生素E等类型的抗氧化剂。一旦出现运动性贫血现象，应对运动量做好调整并补充蛋白质和适量的铁剂、叶酸和维生素B$_{12}$等造血原料，症状就会很快减轻或消失。除此之外，女性在孕育分娩后的几年内，或是绝经后都易发生缺钙现象，钙质的补充也不可忽略，可以有效预防和缓解骨质疏松症的发生。

3. 青少年运动选择：青少年有自己的思想，可以根据兴趣选择自己喜欢的运动，但是，对于患有高脂血症的青少年，家长一定要对其运动方式及强度做好把关，适可而止。

适宜项目：慢跑、器械、游泳、健身操、球类等。

 运动贴士

现在有很多年青人嗜好烟酒。做运动时应该对其进行禁止，乙醇会引发糖代谢混乱，使运动后体力恢复时间加长；吸烟会影响对氧气的吸收，使有氧运动失去意义。

4. 儿童运动选择：儿童具有好动、好奇心强、精力无限等特点。患有高脂血症的儿童除遗传因素外，大都体型肥胖，不爱运动，因此家长引导其运动时，应选择趣味性比较强的运动方式。

适宜项目：球类，花样跳绳、操类、游泳等。

 运动贴士

运动可以更好地促进儿童的生长，但是儿童却不适合做大量的负重训练，本身处与长身体的时候，这样做会使儿童骨骼变形。另外，儿童基础代谢率高，本身运动消耗更大，所以更应平衡膳食并加强各方面营养，做到营养的全面、均衡、充足。

5. 中老年人选择：中老年是高脂血症的高发人群，人过中年，即使身体没有征兆都应适当地参加体育运动，来缓解或防止这类疾病的发生。运动方式应以缓、慢，轻、中强度为主，每次时间也不宜过长，以身体感觉身轻气爽为主。

适宜项目：快走、慢跑、太极拳、游泳、交谊舞、太极拳、门球、中国舞等。

 运动贴士

人过中年以后，钙质流失严重，中老年人应及时补钙，预防骨质疏松的发生。

6. 肥胖者的选择：肥胖人群最大的特点就是体重较重，对身体下部，尤其是腿部造成压力，运动耐力不强，难以坚持。因此，起初练习时应注意强度不宜过大，应选择低强度的有氧运动更适合消耗脂肪、增加肌肉力量，避免关节损伤。

适宜项目：游泳、慢跑、快走、器械运动、瑜伽等。

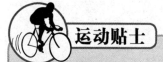

运动贴士

　　肥胖者运动的同时一定要配合饮食调整才可能有效地达到减肥、减脂的效果。饮食应注意控制总热量，尤其是糖和脂肪的摄入，减少能量和油脂。多摄入蛋白质及膳食纤维，以增加饱腹感，消除或减轻运动后的饥饿感。

稳定血脂，外养神内养心

养神养心第一步：科学睡眠有益于降脂

养神养心第二步：健康心理是血脂平稳的基本保障

养神养心第三步：兴趣使然，陶冶情操

养神养心第一步：科学睡眠有益于降脂

睡眠时间安排及睡前禁忌

人的一生差不多有一半的时间都是在睡梦中度过的，睡眠质量的重要性显而易见。睡眠质量不佳，大体分为两类：一是难入睡，到了该休息的时候，躺在床上翻来覆去，甚至彻夜难眠，尤其是患有高脂血症的人群，如果睡眠长度得不到保障，就会容易造成脑供血不足，促使病情加重；另一类是睡不够，即使醒来了，还是难以离开床，整日昏昏欲睡。调查研究显示，血脂水平的升高趋势，其中一方面与人们的生活习惯密切相关，不同睡眠时长对血脂水平有较大影响，如果睡眠时间过长成为常态将会导致体内所需能量减少，从而脂蛋白代谢相关的酶活性降低，因而发生血脂异常。由此可见，睡眠因素对血脂水平具有一定影响力，应积极倡导科学的睡眠方式，保障睡眠质量，从而提高高脂血症患者的健康水平。

1. **影响睡眠的原因**

（1）环境原因：常见的有睡眠环境的突然改变，如我们俗话说的"认床"而睡不着；睡眠环境中，空气负离子的缺乏。最新研究表明，空气中缺乏负离子会比较容易引发失眠多梦。

（2）生理因素：精神紧张、饥饿、疲劳、性兴奋以及一些疾病，如缺铁、关节炎、溃疡病、心绞痛、偏头痛、哮喘、心律失常等都可导致失眠。随着年龄的上升，睡眠效果也可发生变化而引起失眠。丘脑病变者可表现为睡眠节律的倒错，即白天睡眠，夜晚清醒不眠。

（3）心理因素：生活、工作中的各种矛盾和困难所造成的焦虑、抑郁、难过、紧张、激动、愤怒或思虑过多均可导致失眠多梦。

（4）药物因素：饮酒、药物滥用、药物依赖及戒断症状均可导致失眠多梦。常见的药物有兴奋药、镇静药、甲状腺素、避孕药、抗心律失常药等。

（5）年龄因素：年龄越大失眠发生率越高。

2. 睡眠时间安排：临床研究已经证实，睡眠不足可以间接造成脂肪代谢异常和肥胖。高脂血症患者倘若长期熬夜以或失眠，就会造成机体代谢紊乱、血脂异常，很容易引发如冠心病等心血管类疾病。那么，我们究竟每天睡多少才够呢？

（1）正常成年人睡眠时间6～8个小时。

（2）老人、孩子睡眠时间10小时，婴儿则更长。另外，孩子由于正处在长身体时期最好在晚上8：30之前睡觉。

（3）青少年应该在晚上10点左右睡觉。

（4）美容觉的时间22点～次日凌晨2点。

（5）长时间熬夜人群，就算每天睡足8小时，时间长了也会造成内分泌失调。

一般人一天6～8小时的正常睡眠就已经很充足了，即便是因为某些事情或工作有小段时间不能睡足，也可以通过补觉的形式弥补一些，但是总弥补量不宜超过2小时。如果"睡多了"反倒会使头脑不清醒，精神恍惚。

3. 睡前禁忌

（1）睡前少吃东西或不吃东西：因为睡前就意味着马上要上床休息了，如果这时候吃东西胃肠就不能得以休息，大量血液就会流向胃肠，机体对心脏和大脑的供血就会减少。因为距睡觉时间短进食，食物还没有充分消化掉，易引发高脂血症患者发生心脑血管供血不足，增加诱发脑卒中和心肌梗死的危险。

（2）睡前慎重服用安眠药：高脂血症患者在使用安眠药时一定要遵循医嘱，不要擅自用药。因为部分安眠药中含有的成分会使血液在睡眠时的流动速度变缓，进而使血液黏稠度相应增加。人体本身在夜间血压就要比白天低一些，吃这种安眠药无疑就是血上加霜，很容易造成缺血性脑卒中。

（3）睡前禁酗酒、吸烟及刺激性饮料：人喝多了酒，血浆以及尿液中的儿茶酚胺含量迅速增加，儿茶酚胺可以导致血压的升高，更容易导致高脂血症患者脑卒中和猝死的可能；烟草中的有害成分也可让血管收缩痉挛，血压升高，使得血小板聚集，依然对身体危害不轻；浓茶、咖啡均属刺激性饮料，含有能使人精神亢奋的咖啡因等物质，睡前喝了易造成入睡困难。

（4）睡前忌说话及情绪激动：人的喜怒哀乐都容易引起神经中枢的兴奋或紊乱，使人难以入睡，甚至造成失眠。有很多人都有过睡前聊天聊得太激动无法入睡的情况，尽量避免睡前说话。

4. 助睡眠的几种方法

（1）心理放松法：平躺在床上，全身放松，先深呼吸几次，然后开始数息，可以计数入息，也可计数出息，从第一息数至第十息，然后再从第一息数起，如此循环，不知不觉，就会睡着了。

（2）瑜伽意念法：卧于床上，轻闭双眼，自然呼吸。然后把注意力集中在身体上，全身肌肉极度放松，用沉重感来体验肌肉的松弛程度。心里默想："我的身体越来越沉，越来越沉，像一支羽毛漂浮在大海上，我的四肢越来越沉，下沉，……"等等，患者一般都能在练习过程中放松入睡。坚持一段时间训练此法，有良好效果。

（3）音乐疗法：睡前，选一段轻柔，易使人入睡的轻音乐可以起到很好的助睡效果。好的音乐会将人带入意境中，使身体无限放松，叫人心旷神怡，暂时忘记烦恼，心情放松，从而安然入睡。

小贴士

正常人在突然起立时会造成暂时性的大脑缺血，出现眩晕，高脂血症患者会更为严重，同样的动作很容易造成直立性低血压，使得大脑缺血，头晕，甚至出现脑血栓。高脂血症患者在夜间起夜时一定不要大意。务必在床上躺一分钟，然后慢慢坐起，再等一分钟下床。下床时，先让自己的双腿自然下垂1分钟，经过这样一个缓冲的过程，就不会发生上述现象了。

147

沐浴促睡眠，暖水一泡周身畅

虽然我们每个人都知道用热水洗澡会起到促进血液循环的作用，但是基于更经济、更方便的这一点上，人们往往更倾向于洗淋浴。其实，对于促进睡眠方面，淋浴的作用远不及泡澡来得管用。通过对人体血流变图进行研究发现，若想真正地去除身体的疲劳，放松身心，必须先要使身体的内部暖起来，并且排出一定的汗液。淋浴虽然也是暖水浇身，但是只会对皮肤表面产生刺激，肌肉和内脏都不能获得热量。淋浴后皮肤也是紧绷状态的，不但不能人觉得放松还会使身体处于紧张的状态。淋浴可以唤醒身心，这也正是为什么洗淋浴最适合早晨的原因了。高脂血症患者最好在睡前1~2个小时，采用浴盆的形式泡个澡，而非淋浴，以免使睡眠质量下降。

国外一项研究表明，洗澡放松的方式对67~83岁的老年人和17~23岁的年轻人有良好的效果，可以让他们至少拥有3小时深度睡眠。睡前1~2小时泡个澡，睡觉时体温刚好下降，能带来浓浓睡意。

高脂血症人群中经常失眠或是长期处于恒温环境中的人最适宜泡澡。因为这类人通常血液循环不好，特别是那些常处于空调环境下的人，调节体温的能力的下降会导致手脚冰凉。一旦出了空调环境，温差变化较大就会出现身体不适。如果睡前助眠方式还是只是简单的以淋浴浇身的话，体内温度和微循环就很难得到调整，因此建议至少每周要泡2~3次澡。

1. 泡澡的正确方法

（1）用温热水淋湿全身。这种做法既可以使皮肤湿润，还能够降低沐浴时对心脏的负担，高脂血症患者尤其不能省略这一步骤；接下来将全身用浴皂或者浴液简单地擦洗一遍。

（2）正式进行泡澡。水的温度保持在38℃～40℃，根依据季节不同也可以稍做调整，以身体舒服为主。坐入水中3分钟，最好是全身都浸到水中，只露出头部。接下来再离开热水待3分钟。如此重复3～4回。入水时，大量出汗；出水时，汗水减少。在这个过程中，身体内过剩的热量得到消耗。

（3）泡澡的同时可做些辅助动作。可以对腹部、腰部、腿部等处脂肪多的地方做一些挤压按摩；离开热水时，可以做穴位指压，要保持安静的环境，在等待汗水渐干的过程中，尽可能调节一下呼吸。

（4）洗脸及全身。皮肤被热水泡过之后会变得很柔软，身上的角质和污垢也非常容易洗干净。可采用有按摩功能的浴刷进行全身按摩，对脂肪多的位置和皮肤老化、干硬的位置，多摩擦下可以起到减肥、美肤效果。

（5）按摩之后，再次坐入热水中，闭上眼睛休息片刻，待身上的疲劳感、不适感消失后，再出浴盆，用温水冲下身体。

2. 泡澡的好处

（1）安抚镇静：睡眠不好的人总想用更多的时间来补觉，但殊不知这种徒劳无功的做法倒不如睡前泡个温水澡。泡澡的这30分钟可比你在床上翻来覆去、辗转难眠要舒服有效多了。泡过澡后，睡意自然就来了，这时再睡觉效率会高得多。

（2）美容养颜：皮肤上的毛孔易被污垢阻塞，产和粉刺、痘痘等。如果皮肤上的水分不足，还易长出皱纹。进行泡澡，皮肤可以直接吸收水蒸气，借此补充皮肤的水分。

（3）增强免疫力：经常泡澡还可以预防感冒，就算是已经得了感冒，在初期无须打针吃药，泡个澡往往就会好了，这是因为热水会刺激皮下网状组织抵抗与杀菌的能力，并且有散寒祛风的作用。

（4）缓解疲劳：现代人工作压力大，常常会将自己搞得身心疲惫，在紧张的工作和学习后，来泡个澡，可以使人精神爽快，身体舒服，疲劳全消。

（5）康健皮肤：在有效去除身体污垢的同时，增进排汗量，以此保证了皮肤有效地调节体温。生命不息，新陈代谢不止，皮肤每天都要排出汗液、皮脂与皮屑，这些物质与外界的尘土混合在一起就形成了污垢。倘若这些污垢堵在了汗腺毛孔上就会影响汗液的排出，从而影响皮肤的新陈代谢，使皮肤的血液循环不良，所以使皮肤老化加快，使细菌滋生。

（6）降脂减肥：最好在餐后2～3小时内进行，因这个时候消耗能量大，如果有条件的话，每天泡澡很快就可以达到降脂减肥的效果。

小贴士

如果在盆浴的时候再添加一些香精油或浴盐，效果就更加理想了。如果实在没有时间和条件，泡手和泡脚也是一种变通的方式。

泡脚睡眠好，降脂健体一举两得

很多人都知道晚上睡觉前泡脚会提高睡眠质量，但是很少人知道为什么泡脚会提高睡眠质量。足下有很多器官的反射区，被人们称为"第二心脏"。中医认为，脚上的60多个穴位与五脏六腑有着密切的联系，而人之所以会夜不能寐或是易生病都是因为脏腑功能失调后反映出来的阴阳偏衰或偏盛的状态。如果常用热水泡脚，可以起到促进气血运行、舒筋活络，颐养五脏六腑，使人体阴阳恢复平衡的作用，因而具有催眠和祛病健身的功效。在这点上现代医学观点也与之相符。人的脚底血管丰富，如果用热水泡脚会使脚部毛细血管扩张，血液循环加快，进而使脚部得到更加丰富的营养，促进其新陈代谢。而热水向脚步传达的热量会刺激脚底神经，对大脑皮质起到抑制作用，使脑部舒适轻松，不仅可以快速入睡，还可以使人更容易达到深度睡眠，消除一天的疲劳。泡脚虽然是很好的养生方法，但是要想达到最佳效果，还要讲究方法，科学洗脚。

1. 正确的泡脚方式

（1）泡脚工具的选择：大多数人的泡脚方式就是拿个平常用的盆，装上热水，伸进去，就算是泡了。其实这种方法充其量只能被称为洗脚。正确的方法是选择一个比较深的木桶，可以将整个小腿放进去。木桶的好处一是比较保温，二是更贴近自然。

（2）适宜时长：很多人泡脚的方式都是错误的，喜欢用很烫的水一直泡到全凉，甚至不停地添加热水，一泡就是一两个小时。其实泡脚用不了那么长时间，30~45分钟较为理想，每天或隔天泡一次就可以了。另外，泡脚时可以加一些中药药包，这些药包最好在足浴之前事先放在水里煮一下，兑水稀释后再用来泡脚，才会达到比较好的效用。

（3）适宜时间：泡脚的最佳时间应该是晚上9点，因为这个时候是肾经气血比较衰弱的时辰，泡脚选在这个时候，正好可以增加身体热量，使体内血管扩张，有利于活血，从而促进体内血液循环。再者，这个时候也要上床休息了，劳累了一天的肾脏可以通过泡脚在这个时候彻底放松和充分的调节，可以使人们在稍后的休息中睡得更香。

（4）适宜水温：泡脚的水温太烫或太凉都是不正确的，最好维持在38～43摄氏度。最好的方式是将脚放在约38摄氏度的水中泡，然后加热水，水温渐渐地升至大约42摄氏度，保持水温。另外水深至少要淹过踝部，且时常搓动。

（5）确认泡脚效果：如果泡脚泡到脚的后背感觉有点潮湿了，或是额头出汗了，这便是泡好了。但是切忌，不宜出汗过多。因为汗是心之液，出太多汗会伤心的，只要出微汗就可以了，说明经络已经上下贯通了。另外，泡脚时，不妨在水里撒点盐。盐水能杀菌消毒，防治脚气，使双脚皮肤变得光滑。而且盐水还有一定的保温的作用，水加入了盐就不容易变凉了，泡脚效果会更好。

2. 泡脚的几大好处

（1）促进睡眠：泡脚时最好采用带按摩功能的泡脚盆，如果没有，在盆中加入鹅卵石，一边泡脚，一边磨脚。一样可以达到相同的效果。因为通过对脚的摩擦可以促进人体脉络贯通、健脾益气、宁心安神，进而使睡眠质量得以提高。

（2）促进血液循环：很多人都有手脚冰凉的毛病，特别是女性朋友，在生理期时这种症状还会加剧，这些都是血液循环不良所致。泡脚可以促进血液循环，进而改善手脚冰凉的症状。

（3）缓解头痛：由感冒之初引起的头痛，通过泡脚可以有效缓解症状，这是因为双脚血管扩张，血液从头部流向脚部，脑部充血减少了，头痛自然就减轻了。

（4）放松身心：脚底遍布与肺腑相通的穴位、反射区、经络。如果经常泡脚按摩，可以对身体各处都起到良好的保健作用。高脂血症患者可以在泡脚时，用手不断地刺激涌泉穴及按压大脚趾后方偏外侧足背的太冲穴，能够起到平稳血压，降血脂的作用。

（5）其他功效：泡脚对饮食不佳、疲乏无力、精神不振、情绪不稳等症状均有一定疗效，可用热水泡30分钟脚，再用10～20分钟搓脚心，直至发热，会变得神清气爽，全身轻松。

3. 泡脚的禁忌

（1）人体处于太饿或是太饱的状态下都不适宜泡脚，因为血液循环的加速会使人体出现头晕不适的情况。

（2）脚上有伤、水疱、疥疮，或脚上发炎、化脓、溃疡、水肿及较重的静脉曲张的人群不适合泡脚，因为容易造成伤口感染。

（3）老年人泡脚并不是时间越长越好，以不超过20分钟为好；儿童属于纯阳体质，本爱上火，不适合热水泡脚，用温水洗脚即可。

4. 不适宜泡脚人群

（1）心脑血管病患者：高水温使神经受到刺激，毛细血管扩张。高温加速了血液流量，短时间内增加了心脏、血管的负担，有加重病情的危险，因此患心脑血管疾病的患者不适宜用过热的水泡脚。

（2）习惯性冻脚：这类人群往往特别喜欢泡脚，认为热水暖暖脚肯定是有益的，实则不然。脚被冻了，说明受到极冷风寒的侵袭，温度低过身体正常耐受程度，皮肤、肌肉处于僵硬状态。此时如果突然用热水烫脚，会使温度从冷到骤热，皮肤、肌肉经受不起巨大的温差变化，从而加重了冻脚的病情，严重的甚至会使肌肉与骨剥离。因此，脚受冻后应用手适度揉搓，使脚发热，而不是简单用热水加温。

（3）糖尿病患者的末梢神经不能正常感知外界温度，容易造成烫伤，如果若要泡脚一定要控制好温度，不如事先请家人代以感知下水温，适宜温度以38摄氏度为好。

5. 适宜高脂血症患者泡脚方剂

（1）葱叶水泡脚

原料：葱叶及茎适量。

用法：择净，放入锅中，注入适量清水，浸泡5～10分钟后，以水煎取汗，倒入盆中，待水温合适后可用。每天2次，每次10～30分钟，每天1剂，连续用3～5次。

功效：该汁水可解表化湿，适用于水肿尿少，主治高脂血症并发的肾病综合征。

（2）桃仁红花水泡脚

原料：紫丹参、桃仁、红花、麻黄、细辛、川芎各30克。

用法：洗干净后，放入锅中，注入适量清水，浸泡5～10分钟后，以水煎取汗，倒入盆中，待水温合适后可用。每天2次，每次20～30分钟，每天1剂，30剂为1个疗程，连续用1～2个疗程。

功效：该汁水可以起到温经散寒、活血通络、祛瘀止痛、利湿消肿的作用。主治高脂血症并发的下肢动脉粥样石化。

（3）杜仲枸杞水泡脚

原料：杜仲50克，桑寄生、枸杞子、锁阳、桂枝各30克。

用法：洗干净后，放入锅中，注入适量清水，以水煎取汗，倒入盆中，待水温合适后可用。每晚1次，2天1剂。

功效：该汁水可温补肾阳，填充精血，主治高脂血症并发的阳痿、腰膝酸软、下肢无力、神疲自汗等。

（4）桃枝柳枝水泡脚

原料：蓖麻仁10克，桃枝、柳枝、桑枝、槐枝、椿枝、茄根各30克。

用法：将原材料以水煎，取其枝洗病处，每天2次，每次10～30分钟，连续用1～2个月。

功效：该汁水可有活血通络的效果，可以用来医治高脂血症并发的脑卒中后手足不遂。

泡脚虽好，但是却不是人人可以为之，高脂血症患者可以根据自身情况选择适当的泡脚方式，为自己的优质睡眠打好前战，休息得好了才更有益于对血脂的控制，进而赢得健康的身体。

选一个舒适的枕头，切莫认为"高枕"无忧

患者有疑惑

　　记得有一次半夜接了一位急诊患者，患的是缺血性脑卒中，送来时人已经昏厥了，后来经急救脱离了危险，待我去查房时，看见这位患者人已经清醒了，躺在床上。见他枕头垫得很高，我便问道，平时患者睡觉时也枕得这么高吗？患者的亲属，看起来像他的爱人，答道："因为睡觉时他总是觉得气儿不够用，呼吸不畅，因此总是要把枕头枕得高些才觉得舒服些。"了解了这些后，我让家属将这位患者的枕头放低，并且告诉他，高脂血症患者最忌讳的就是枕得过高。这种错误是绝对不可以有的，否则生命就会受到威胁。

专家来解疑

　　枕头枕得过高不但会影响颈椎，对于高脂血症患者来说，本身血液流动速度比正常人慢，在睡眠时更慢，因此很容易在睡梦中出现问题，案例中的这位患者半夜犯病也一定和平时喜欢枕高枕头脱不了干系，多亏发现及时，否则后果不堪设想。那么，枕头睡得低一些是不是就可以更健康了呢？实际上，这种做法也是不正确的。因为头颈具有正常的生理弧度，即颈脊柱轻度前凸。这种生理曲线不但保证了颈椎外在肌群的平衡，而且对保持椎管内的生理解剖状态具有重要作用。如果枕头过低，头颈顺着枕头自然会过度后仰，

前凸曲度加大，使椎体前方的肌肉和韧带过度紧张，时间长了会出现疲劳，甚至引起慢性损伤，加速退行性病变。同时椎弓后方的黄韧带皱褶向前突入椎管，增加压迫，而脊髓和神经根反而变短使椎管内容物的体积增大。

有的人又会说，即然这么麻烦，那么干脆不要枕枕头了，告诉你，这样也是行不通的。人的脊柱正常有4个弯曲，只有保持脊柱的正常曲线，才能使身体健美。人的颈椎正常前曲弧度为10～20厘米左右，直立时可自行调整，睡眠时只能依靠枕头来维持。枕头稍微高点可以使空气更易进入到身体内，呼吸更加顺畅，但是如果不用枕头，因为后脑也是带弧度的，人在睡觉的时候，头就会不自觉得后仰，挤压咽喉部，会造成一些呼吸困难，再加上肌肉放松，嘴会不自主的张开以增加进气量，但张着嘴呼吸很快会口干舌燥，睡醒后会感到喉部疼痛，如果凉气吸进肚子，还会造成腹痛。而且咽喉部受挤压也是造成打呼噜的一个重要原因。

由此看来，枕头过低或过高都是不益于身体健康的，除了高度因素外，枕头的软硬、形状对人的睡眠都会有影响。为了能让高脂血症患者有一个良好的睡眠，如何正确地使用枕头，如何选择一个适合于自己的枕头都是非常重要的。

1. **枕头形状的选择**：要想让头部以最舒服的姿态躺在枕头上，就必须选择一款可以维持头颈正常位置的工具，而这种位置既指维持头颈段本身的生理曲线。这种生理曲线既保证了颈椎外在肌肉平衡，又保持了椎管内的生理解剖状态。这种枕头应以中间低，两端高的元宝形为好，在质地上要选择柔软且透气性好的更有助于睡眠。躺在这种形状的枕头上，可以利用中间的凹陷部来维持颈椎的生理曲度，也可对头颈部起到相对制动与固定作用，可减少在睡眠中头颈部的异常活动。

2. **枕芯内部的选择**：外表再好的枕头如果枕芯不良也是"金玉其外，败絮其中"的样子货，不能达到促进睡眠的作用，还可能为人体带来伤害。因此，对枕芯内容物选择也很重要。

常见的枕芯种类：①荞麦皮。价廉，透气性好，可随时调节枕头的高低。②蒲绒。质地柔软，透气性好，可随时调节高低。③绿豆壳。不仅通气性好，而且清凉解暑，如加上适量茶叶或薄荷则更好，但主要用于夏天。④现在市面上出的健康U形枕也是不错的选择，但价格较高。

3. **枕头高度的选择**：中国古代中医认为"高下尺寸，令侧卧恰与肩平，即仰卧亦觉安舒"。也就是说枕头最佳的高度应当在躺卧时与躯干保持水平为宜，即仰卧时枕高一拳，侧卧时枕高一拳半，具体尺寸还要因人而定。前面已经讲过，高脂血症患者绝对要禁止枕高枕，应以生理位为佳，通常来讲，枕头高度应以8～15厘米为宜，或按公式计算为（肩宽—头宽）÷2厘米的高度。

睡眠贴士：高脂血症患者除了不要枕得过高之外，在睡觉时还应注意不要盖得过厚，厚重的棉被压在身体上不仅会影响呼吸还会使全身血液运行受阻，容易导致脑血流障碍和缺氧，从而使颅内压增高，诱发脑卒中。

养神养心第二步：健康心理是血脂平稳的基本保障

心理调适应当因人而异

患者有疑惑

　　我曾经接诊过一位15岁的少年，小小年龄却患上了高脂血症，他的父母晚年得子，对孩子有些溺爱。治疗出院后，少年因为不能大肆吃肉整天对着父母大闹脾气，声称"如果不给吃肉，就不活了。"老俩口没禁住儿子的吵闹妥协了。而后，少年又开始极度厌恶服药，又是一番吵闹，老俩口又妥协了。没出两年，少年的脾气更大了，而且四肢也出现了不同程度的麻木现象，去医院一查，血脂指数已经严重超标了。

专家来解疑

　　人得了病心情都不会太好，特别是像孩子这种特殊人群，心理上难以接受，行动上缺乏自控。不单单是孩子，对待不同人群，我们都应当因人而异，选择适合于患者特点的心理疏导方式，让患者能够主动接受并配合，而不是像上面例子中提到的父母那样，只知一味妥协，却不会打心理战术。最后结果，只能使病情耽误，延误了患者治疗的最佳时机。那么，高脂血症患者或其监督者应当如何正确地进行心理调适呢？

1. **保持自我心理健康**：首先，一般具备较好心理素质的人大都情商会稍高，个性不会太差。因为这样的人，情绪大都比较稳定，性格也较为温和，不会阴晴不变；其次，这类人有一定的处事能力，态度积极，适应能力强；再者，这类人也具有良好的人际关系，心胸宽广，乐于助人。

2. **家人要帮助树立信心**：患上高脂血症后，往往患者从心理上选择不能接受，而后会表现为对家庭、生活、感情等的态度不同与以往，这就需要家人帮助患者对疾病有一个全新的认识，从生活和心理上帮助照顾好患者，帮助他们渡过纠结期，树立战胜疾病的信心。

3. **不同人群的心理调节**

（1）儿童患者心理调适：在前面的章节我们已经讲解过高脂血症并不是成年人的专利，孩子患高脂血症的比例也逐年增高。因为这个群体的特点便是年龄小，心理承受能力及理解能力有限，自我中心意识比较强，自我管理能力差，心理变化较快，易闹情绪，因此，心理调适就显得尤为重要。

儿童的认知特点是以自我为中心的。在饮食控制方面往往会引发他们抵触的情绪，所以应当尽量选些他们喜欢却对血脂调节有益处的食品，如水果、鱼肠、蔬菜等。切莫强行管制以免不良情绪触发，对疾病的治疗百害无益。另外，对略大些的儿童在讲解病情时要有耐心，选择用儿童说话的方式，尽量让他们听得懂，注意交谈时应避免用恐吓、吓唬的方式让儿童产生心理恐惧。

另外，患有高脂血症的儿童更应当积极地参加体育锻炼，对于体型较胖的儿童应鼓励孩子加入到减肥的队伍中去，家长也应在孩子减肥的过程中不断打气，以此鼓励，帮助他们树立自信心。

（2）女性患者心理调适：患有高脂血症的女性多发生在绝经期后，这个时段正好容易与更年期重叠，因此，不仅要完成治疗，还一定要着重注意围绝经期（更年期）的心理变化。

围绝经期是指妇女从生育期向老年期过渡的转化期，介于40～60岁之间，年龄跨度为20年，即从卵巢功能开始衰退到完全停止的阶段。处在这个时段的患病女性加上生理上发生的变化，心理上肯定会承受更大的压力。行为上主要表现在为心悸心慌，胸闷憋气，头晕耳鸣，失眠多梦，心烦易怒，精神抑郁，记忆力减退，食欲不振，腹胀腹泻，便秘，水肿等。良好的心态不但会使这此症状有所减轻，还会使人心情愉悦；而不良的心态会使疾病加剧，加速衰老，所以注意女性患者的心理调试是十分有必要的。

（3）青年患者心理调适：大多数人都觉得高脂血症患病人群一般锁定在中老年人，青年人正处在身体旺盛的状态，一旦确定自己患上了这个病症无疑在心理上是一次不小的打击。因此，要注意对这个群体进行开导和鼓励。一是家人要积极鼓励，消除因得病而产生的紧张和焦虑以及因治疗效果不佳而产生的悲观情绪，必免患者在思想和行为上走向极端。二是要对其详细介绍高脂血症的治疗知识，先给患者树立可以康复的信心，调动配合治疗的积极性。让患者渐渐地能够做到自我护理，正视疾病；三是要教会青年人改变自己的生活方式，得了高脂血症除了遗传因素肯定和不健康的生活方式脱不了关系，应当戒掉抽烟、酗酒等不良嗜好，注意饮食调养，减少高脂食物的摄入；四是要消除恐惧的心理调适。对于特别害怕生大病的人群，要对他解释这种疾病通过多种方式是可以控制的，以此来消除他们的恐惧心理。

（4）中年患者心理调适：人过中年以后虽然在应对疾病方面已经比青年人群成熟得多，但是却仍不能忽视。值得注意的是疾病的真正体验者实际上是患者本人，应当予以足够的尊重，不要在其面前喋喋不休地述说自己有多么明白，很容易适得其反，造成患者的反感。

（5）老年患者心理调适：老年人是一个特别值得关心的群体，特别是鳏寡老人更应该得到子女的关爱。人生进入到这个阶段，对长寿的渴望自然会与日俱增，当他们患病时就很自然地对死亡产生恐惧，因此，平时家人要多做些开导工作，让他们有机会将自己心中的烦闷叙述出来，从而保持心情舒畅。再者，对高脂血症的患病原因及可能导致的脑卒中、心肌梗死等严重的后果也应该详细告之，用以引起老年人对身体的重视。

小贴士

　　高脂血症患者尽量要放宽心，尽量减少对生活琐事的关注，不要什么事都去想，都去管，如此一来你便会发现自己的生活原来可以这样轻松。

情绪管理与压力调节

情绪是人活动的动力源泉。忧愁、悲伤、愤怒、紧张、焦虑、痛苦、恐惧、憎恨等，这些不良消极情绪会给人们心理上造成压力，不仅会影响我们的生活质量，对高脂血症患者的康复也是十分不利的。曾有一篇报道谈到"19世纪的黑死病是"肺病"，而20世纪的黑死病是"癌症"，至于什么是21世纪的黑死病？答案是"忧虑"。在某种程度上来讲，不良情绪的长期存在要比患上重病还要可怕。高脂血症患者应该学会不断地给自己解压，轻松面对疾病，争取早日恢复健康。那么，高脂血症患者应当如何更好地去控制自己的情绪呢？

1. **体察自己的情绪**：要想管理好情绪必须要具有主动性，时不时地在心理提醒自己注意，我现在的情绪是怎样的？是不是很糟糕？比如，当因为家人紧张你的病情而杜绝你吃平时爱吃的菜，你很不高兴时，你应当提醒自己不要生气，大家都是为了我好，气自然就在默想中消散了。当然，每个人都会有一定的情绪，压抑情绪反而带来更加不好的结果，因此，学着体察自己的情绪，对于自我情绪管理是非常重要的。

2. **表达自己的情绪**：高脂血症患者切忌生闷气，谁都没有百分之百的对或是百分之百的错。要有一颗容忍别人也会犯错的心。比如，天气不太好，你本不想出去运动，家人却不断催促让你坚持运动治疗时，你不要一句话不说，气哄哄地就出门走了。反而，可以向家人说明，天气不好，自己不太舒服不想出去了，家人就应该不会再逼你了。一件事情换个做法，既没有让自己生气，也没让家人觉得好心换来驴肝肺，何乐而不为呢？

3. 疏解自己的情绪：高脂血症患者学会适时地疏解自己的情绪是至关重要的。生活中纾解的方法有很多，痛哭一场、向朋友诉苦一番，还有甚者，到KTV胡唱一顿，买一堆零食猛吃一顿等，实际上疏解情绪的目的是给自己一个厘清想法的机会，如果疏解情绪的方式只是暂时逃避痛苦，尔后需承受更多的痛苦，这便不是一个合宜的方式。这里教给大家一些健康地疏解情绪的方法妙招。

（1）转移术：曾有一位西藏高僧应如何处理愤怒，他答复说："不要压抑，但也不要冲动行事。"心理承受能力不好的高脂血症患者在刚刚得知自己患病时往往会体现为性情大变，遇到一点小事就会勃然大怒。这个时候，不妨自己试着控制一下情绪，默默地告诉自己有火气20分钟之后再发。当心情平静下来，过了20分钟之后，你会发现自己的怒气已经消了大半了。因此，当你怒气冲天时，可以学着用满足另一种需求来代偿。也可以通过分散注意力，改变环境来转移情绪的指向。

（2）制怒术：大怒时，要学会从起因、经过、结果来想问题，换句话说就是先想想为什么发怒，有没有道理，最后再想想会引发什么后果，然后考虑下是否有其他方式代替发怒，因为高脂血症患者发怒的对象往往都是关心你的家人、朋友。如果能做到发怒的时候想一想，情绪自然也就平静下来了。

（3）助人术：做善事，多帮助人不仅可以给他人带来快乐，也会使自己心境坦然。高脂血症患者不如试着去给自己寻找一份信仰，让善事做得更宽些，更广些。

（4）宣泄术：当心情郁闷，难以疏解之时，可以通过做运动或是倾诉、大哭等直接的方式进行自我情绪管理，简单的方式往往会达到意想不到的效果。

（5）放松术：心情不佳时，可以通过循序渐进、自上而下放松全身，或者是通过自我催眠、自我按摩等方法使自己进入放松状态，然后面带微笑，想象曾经经历过的愉快情境，从而消除不良情绪。

4．压力消除法：情绪与压力往往是相辅相成的，如果感觉心情不好，压力倍增，不如给自己放个假，和家人一起来一次愉快的旅行，如果条件受限，多去公园或大自然中走走，组织野餐、爬山、赏鸟、划船、钓鱼等都是不错的选择，一定会对你身体的康复有所帮助的。

有一句话说得好："所谓愚昧，就是用同样的方法做同样的事，却期待不同的结果。"因此，高脂血症患者也应当学会改变，在面对疾病时，要将忧虑和压力降到最低，以良好的心态，必胜的信心去积极配合治疗，创造我们自己想要的结果。

追寻内心的平静，保持乐观豁达的心境

古人云："笑一笑，十年少；愁一愁，白了头。"心胸豁达的人才善于排忧解愁，以得长寿。据新华网报道，在芬兰百岁老人已从1960年的71人增至514人，他们除了喜爱天然食品，常年坚持锻炼

外，最大的长寿秘诀就是保持乐观豁达的心境。人食五谷杂粮，又不是仙体神胎，哪有不生病的道理。关键是身体出现了问题，我们应当如何应对，消极和积极就是摆在面前的两条路，前者只会让病情雪上加霜，后者则能让病情出现转机，道理谁都明白，关键是你自己心里的抉择。

高脂血症患者如果将患病这件事看得过重，心理压力就会更大。这是因为紧张的心理和不良的心理刺激会影响人体下丘脑的分泌功能，造成机体免疫功能的下降，使应激能力变差。长期的以往，还容易引起其他疾病的发生。那么，应当如何培养乐观的心态呢？

1. "人以类聚，物以群分"，要选择有快乐氛围的圈子，多和乐观的人打交道，快乐的气息像是会传染一样，常在这样的圈子里，没多久你也就变成一个乐观的人了。倘若你身边的人都是悲观主义者或是一些只会取笑他人的人，这种圈子呆久了，近墨者黑，你也很快就会被同化了，面对挫折时，只会加重自己的心理负担，使病情不能得以很好地控制。因此，建议高脂血症患者，如果要与人建立亲密的关系，也要选择那些和你有共同的个人价值观和目标的乐观豁达之人。

2. 当你情绪低落的时候，认为自己为什么这么倒霉偏偏得上这个病的时候，你不妨去养老院，医院或是孤儿院看一看，就会知道，相比于某些人自己是多么的幸运。如果情绪还是不能平静，就积极地和这些人接触下，将不良情绪转移至帮助别人身上，相信你自然会寻找到快乐。

3．音乐可以抒情，很容易将人带入到意境中。那么，高脂血症患者不妨常听听愉快、鼓舞人心的音乐，心情自然会随着音乐一天天地变好起来。

4．要经常给自己乐观式的心理暗示，如"今天感觉症状要好多了"，"觉得今天心情一定会很好"，而不要常将"我真的累坏了"，"今天的工作累死了，一点心情都没有了"，"累成狗了，什么也不想做"常挂在嘴边。另外对待关心你的家人、朋友时，不要说"他们为什么不多为我想想"，而是要说"他们已经为了我的病尽力了"。抱怨是最糟糕的表达方式，不仅会带坏你的心情，还会让你的心里烦上加烦。生活中发生了变化是再正常不过的事情，谁都没有一帆风顺的人生，虽然也许疾病让你始料不及，但是倘若只是一味地逃避不会使病情有任何好转，只有使自己自信起来，强大起来，乐观起来，才会对疾病的治愈有所帮助。切记无论在什么时候都不要说："只要吞下一口毒药，就可获得解脱。"那你只能注定做一辈子的弱者。

5．培养乐观心态的自我训练方法。

（1）利用镜子技巧，使你脸上露出一个很开心的笑脸来，挺起胸膛，深吸一口气，然后唱一小段歌，如果不能唱，就吹口哨，若是你不会吹口哨，就哼哼歌，记住自己快乐的表情。

（2）坚持微笑待人，笑可以使肺部扩张，促进血液循环。

（3）学习运用幽默。幽默会使自己更容易交到朋友，促进人际关系，几段笑话，一个玩笑都会让人与人的距离拉得更近。幽默是能在生活中发现快乐的特殊的情绪表现，可以使人们更加自然地去应付生活恼事，让不快、烦恼，甚至痛苦、悲哀的事情烟消云散。

（4）培养广泛兴趣，不仅可以让人将不快乐的经历和事情抛之脑后，还会使自己的生活更充实，同时保持心情愉快也是化解紧张情绪的手段。

（5）多参与文体活动，经常和大家一起排练，培养活泼进取、开朗、积极参与的生活态度，在平凡稳定的生活中创造追求的源泉，谱写快乐的人生。

（6）"己所不欲，勿施于人"，自己不喜欢做的事情不要施加给别人，对环境和他人也不要提出不切实际的非分要求，告诉自己快乐的核心是自我满足。

（7）当遇到使你感到十分气愤的事情时，要进行自我暗示："我是一个豁达的人，一个心胸如大海般宽阔的人"。

（8）面对自己所得的疾病，要不断告诉自己人生不以绝对时间长短论好坏，而以质量论高低。快乐地过一天比烦恼地过一年都有意义。

孔子曾经说过"发愤忘食，乐以忘忧，不知老之将至云尔。"内心的平静与乐观豁达的人生态度也是养生的一味必要良方，也许积极的心态并不是与生俱来的，可能与性格、经历以及自身的努力等都有密不可分的关系，但是，如果你能成为一个自我意识很强的人，一切的不足在坚持不懈的努力面前都会变得十分渺小，而你也注定会成为一个乐观的人。

学会让自己的世界"慢"下来

现在这个世界给人的感觉就是两个字："忙碌"。当有一天城市里的快节奏将人压迫地受不了，"我不要房，也不要车，只要和我喝一杯"，这句话成为人们渴望"慢生活"一种向往的时候，就自然感觉到自我的可笑可悲了。快节奏带来便利的同时也带来了疾病，在这种氛围下，人们的生活越来越紧张，每天匆匆忙忙，很多人甚至连早餐都吃不上，还有一部分人是在地铁里，公交车里完成的早餐，一日三餐能做到准时准点的人越来越少，饥一顿饱一顿已成常态，更别提抽出时间来锻炼身体了，日子一长，血脂就高上来了。

研究发现，紧张和几乎不运动的生活可造成血脂的升高，这也正是现在年轻人高脂血症发病率有升高趋势的主要原因之一。学会让我们的活"慢"下来，慢才能做到养，养才能让我们恢复健康。

1. **吃得慢一些**：你有多久没有坐下来细细咀嚼，感受一下青菜的轻脆可口，感受一下水果的香甜多汁。让吃饭的时间长一些，吃得慢一些，不仅仅是追求慢生活，对身体也是大有好处的。日本咀嚼学会专家曾建议，一口食物至少咀嚼20～30次，每餐时间最好20分钟以上。细嚼慢咽可以促进唾液分泌和营养物质吸收，减轻胃肠负担，并有利于控制体重，进而起到减肥降脂的功效。另外，长期的快餐饮食更容易导致高血压、高脂血、高血糖的发生，有时间不妨买些青菜自己下厨体味一下生活滋味，清淡些，可口些，你一定会爱上这种感觉。

2. **走得慢一些**：放慢你的脚步，去看看你每天经过的街道，你生活的环境，而不是每天忙忙活活地，甚至连自己上下班的路上，有什么店面，什么样的风景都不知道，更别说外面的世界，就连自己的身边都没有仔细地看过一眼。慢下来，你会发现每一个细小的景致都会让你的心情好起来。

3. **起床慢一些**：高脂血症患者清晨起床应当慢一点。因为这个时候，心率一般较快，血压较高，心脏排血量增加，血液黏度增强，此时心血管疾病发病率是其他时段的3~4倍。因此，高脂血症患者要懂得自我保护，起床时不妨慢一点，刚醒时不妨先在床上闭目养神几分钟，再缓缓坐起，这样才是最安全的。

4. **读得慢一些**：信息时代，人们似乎都已经练就了一目十行的本领，阅读不知从什么时候也变得像快餐一样，念完了都会觉得食之无味。现在，让我们慢下速度，无论是书籍，手机阅读，还是电脑子阅读，细细咀嚼一番，品味一番。这种阅读方式不仅有更好的阅读效果，也能够给人们带来心灵上的愉悦。

5. **玩得慢一些**：出去度假、旅游时最好不要跟着旅行团走，拒绝走马观花似的玩。不妨带着家人来一次深度游，哪怕去的地方少一点，呆的地方小一点，只要有快乐就够了。

6. **享受生活慢一些**：慢，不知从什么时候开始变成了一种奢侈。你也许可以这样想，生了一场病也不一定就是坏事一桩，它改变了你快节奏的生活，让你也学着去体会慢生活的滋味，每天清晨1小时的慢跑，体会气息在口鼻胸腹的涌动，午后的一段音乐，让你心情舒畅，晚餐的细细咀嚼，感受大自然赋予植物的清香。一切都会因为"慢"下来而发生改变。

从健康角度讲，阳光、空气、水和运动是生命和健康的源泉。高脂血症患者从身体角度来讲一定要让自己的生活慢下来，除去抱怨和嫉妒，学会以欣赏的心态去感受周围的人和事，亲近自然，顺应自然，让身心自然放松、在快节奏的生活状态下，用慢生活使身心恢复，从而感受到生活的美好。

养神养心第三步：兴趣使然，陶冶情操

寄情山水，丹青妙笔养心神

书法不仅可以给人以艺术上的享受，而且可以增进身体健康，在某种程度上练书法与练气功有异曲同工之效，都需要集中精神宁神，排除杂念，意气并用，有研究发现中国书法的练习能够起到促进身心健康，使人精力充沛，益寿延年。从古至今练习书法之人多为长寿者，据统计从汉代至清代，人类平均寿命25～40岁的时代，著名书法家们的平均寿命约80岁，汉朝的钟繇，晋朝的王羲之，南北朝的陶弘景，都活过了古稀之年，虞世南81岁寿终，欧阳询83岁离世，柳公权88岁西去，元朝的黄缙81岁辞世、王馨则享92岁高龄；而明清两代书法家长寿者更多，明代的董其昌、文嘉、沈周都享年83岁，文徵明享寿90岁，清代的朱奔82岁寿终，刘墉86岁辞世，而阮元更是寿星中的寿星，活到了103岁。再说到了现代，书法家中的高寿者仍是层出不穷。赵朴初、董寿平、于安澜、启功都享年90岁以上。这些实实在在的例子无一不在告诉我们，书法却有使人长寿之功效。高脂血症患者不如学习一下书法，且不谈书法与气功相仿有康健身体之效，至少它可以分散自己对疾病的关注力，放松心情，还可以助你求得一份内心的平静与安宁。

1. **书法入门**：书法练习时，要用手指、手腕、手臂使力，当你心情平静、全神贯注地挥毫泼墨时，你的呼吸自然，气血畅通，手指用劲，手臂挥动，目不斜视，头正肩松，有起有伏，有动有静。当我们练习一会便常常会感觉身轻气爽，倘若坚持每天习之，潜心研习，加以时日，定会起到促进身心健康之效。

（1）调身姿：所谓身正气通，学写书法要选调整好身体的姿势。中国书法对写字的姿势十分重视，其基本要求是两脚平开与肩宽，松腰宽肩，含胸拔背，两手自然放平，左手按纸成弧形，右手拿笔，体态要轻松自然，有利于全身肌肉、血管、神经的放松，从而促进入静。

（2）入意境：书法练习要求凝神，要聚精会神地读帖、临帖，从而调整了精神状态，使意念集中。

（3）调呼吸：练习书法与练气功有些相似，要求保持自由的呼吸，吐纳之间长而均匀，切莫屏气或有意识抑制呼吸，练习书法时的呼吸之法对心肺功能具有很好的调节作用。

2. **练习书法的好处**

（1）美的陶冶和享受：书法的贴文基本上都来自中国历代书法碑刻和现代人的书法作品，这些作品都有自己别具一格的一面，其独特的书体线条结构章法，笔墨，文辞以及书写的书体无不令人感到惊叹。书法是中国文化的瑰宝，从古代帝王到现代领袖，从老翁到稚童，引得无数人为其折服。可是，外行人虽然也能看到它的优处，但是却很难体会到它内在之美。只有真正走进它，研习它，爱上它的人才会陶醉其中，真正体会它的无限魅力。

（2）静气安体：元代陈绎曾在《翰林要诀》中说："喜则气和而字舒，乐则气平而字丽，情有轻重，则字之舒险敛丽，亦有深浅，变化无穷。"东汉文学家兼书法家蔡邕也曾说，落笔前"先默坐静思，随意所适，口不出言，气不盈息，沉密神彩，如对至尊，则无不善矣。"由此可见，即便是有一定成就的书法家在练习书法之前也并不是毫无准备的，亦要注入一些感情，调理一番情绪，将不好的心情扫之除之后，方可气定神闲地挥毫泼墨。这些练习书法的"前提"久而久之自然帮助练习者养成不急不缓、沉稳淡定的气质，这对保持身体康健是十分有好处的。

（3）舒筋活络：挥毫泼墨也不失为锻炼身体的一种好方法。懂书法的人都知道，习字并没有那么简单，不光要动脑思考所练字的间架结构如何排列，运笔行笔如何进行，还要运动肩膀、上臂、前臂、手腕、手掌、手指，特别是在创作大幅面的书法作品时，甚至还需要不停走动。倘若将这些动作分解真与做气功相差不多了。在这个练习的过程中，思维与身体动作同步进行，身体的气血也随着动作有规则地运行于全身，有益的物质得以利用，有害的代谢物排出体外，新陈代谢加速，通体通畅。

（4）愉悦精神：《心术篇》中说"书者，抒也，散也，抒胸中气，散心中郁也。故书家每得以无疾而寿"。人的情绪不佳，心中郁结无法解开，时间长了自然会生病。而书法的创作从某种程度上即是内心的一种宣泄，心中情绪的抒发，不良的情绪被弃而不要，心情自然也就好了，健康更是不在话下。一张白纸，备好笔墨，就会有一个场所供你宣泄一番，书法就是这么直接，因为它拥有一颗博爱的心。

学习书法技巧，提高书法造诣，这个过程不仅可以陶冶情操和丰富充实自己的人生，你还会从中找到快乐的源泉，除此之外，借助书法之力，要达到自我保健和延年益寿的目标也是轻而易举之事，拿起笔，一起来体验下书法的魅力所在吧。

摆弄花草，自造美景冶情操

患者有疑惑

谈到养花养草，我又想谈谈一位患者身上发生的事情，这位女性患者60岁左右，因为得了高脂血症心情总是不好，长期抑郁。后来，我建议她在注意饮食的同时参加体育锻炼，可是她却对运动打不起兴趣，练练停停，心情不爽。后来，她的一位朋友介绍她参加了一个类似于养花的团体，起初她并不想去，但是朋友邀请又不好推辞只好去了。没想到，这一去真的提起了兴趣，真的爱上了养花草，后来家里也种了好多，她自己每天给花施肥、浇水、除草、翻盆，忙得不亦乐乎。而让这位女士意想不到的事情也发生了，半年以后，她的血脂居然降下来不少，病情也逐渐趋于稳定了。她笑言："真是花草救了我啊！"

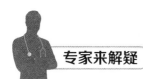

专家来解疑

其实，养花养草不仅可以陶冶情操，还确实可以当作是一种运动，特别是家里有花园、菜园之类的比较大的种植场所活动量会更大。不仅如此，生长出来的花花草草不仅可以使人体会到收获劳动成果的喜悦，还令人赏心悦目，而这些植物生机勃勃的样子还会给人们带来愉悦的感受。在家里养花还可以净化空气，绿色植物也会将城市的钢筋水泥点缀得活力些，古人云"乐花者寿"，由此可见，也是有一定道理的。

1. 养花的好处

（1）心理调节剂：就像我案例中的那位患者，当她爱上养花并全身心投入到养花赏花之中时，她的思想自然从每天顾虑自己的病情中解脱出来，大多数的注意力都给了花草。人生数十年，不如意事何止一二件，不如寻一件能让自己心情舒畅的事情，全心全意地投入其中，烦事皆忘，不也能成为乐事一桩吗？

（2）大脑兴奋剂：养花可以让人们从简单的劳作中寻找到快乐，让大脑保持舒展的姿态；赏花可以让人们从不同色彩的花草中产生不同的效果，不仅使大脑同样获得舒展，还会产生活跃、兴奋的状态。白、青、蓝色给人心情愉快的舒适、清爽之感；黄、橙、红色给人以热烈、兴奋温暖的感觉。再加上沁人心脾的花香，更让心情美好如蜜。如柠檬的香味使人积极向上和兴奋；桂花的甜味使人消除心身疲劳；水仙花、荷花的清香能诱发人产生温馨浪漫的情感；茉莉花的花香使人神经松弛，神志安宁等。

（3）免疫增强剂：大多数花的叶子都为绿色，含有叶绿素可以通过阳光进行光合作用吸收二氧化碳，释放氧气，还有些花卉具有特殊功效，可以吸收多种有害气体，吸附粉尘净化空气。如兰花、仙人掌等可有效地净化空气；吊兰、鸭跖草等可吸收甲醛、苯等有害气体；苹果草的气味具有驱虫等功用。这些花草摆在室内对人体都会起到很好的保护作用。

2. 养花须知

（1）患者室内不养盆栽花：大多数人养花都是选择用泥土栽培的，但是花盆中的泥土往往会产生真菌孢子，当它们扩散到空气中后，很容易侵入人的皮肤、呼吸道、外耳道、脑膜及大脑等部位，会引起感染。患病者体质弱，抵抗力差，对这类人群来讲危害很大。

（2）卧室不宜放花：确切地说，是卧室夜晚不宜放花。因为我们都知道大多数的植物在白天都要通过光合作用吸收二氧化碳、释放氧气的，对人身体是有益处的。可是到了晚上，它们的工作内容就反过来了，吸收氧气，释放二氧化碳。这样一来就会与睡在卧室中的人争夺氧气，对人体不利。除了上述原因之外，一些香气过浓的花还会使人神经中枢兴奋，久闻可引起头晕，甚至引起失眠，对高血压和心脏病患者尤为不利，如丁香、兰花、百合花、夜来香等。当然，如果特别想在卧室摆上植物，不妨选择那些在晚上可以释放氧气的品种，如兰科、昙花、仙人掌、仙人球等。

（3）居家不宜养的花：有些花虽然很美或是很有趣，但是其香会使喉头充血并感觉麻痹，对嗓音有一定伤害，严重还会使嗓子沙哑，如丁香、紫罗兰、鸢尾等；有些花含有毒性，与它接触过久，有的会使人精神委靡，有的会使毛发加速脱落，如郁金香、含羞草等。这些花皆不适合居家养殖。

小贴士

虽然很多花都有净化空气，促进健康的作用。但是花中还是会有隐形杀手存在，倘若将这些花常养家中，反而会成为致病源，或导致老病复发、旧病加重。因此，养花前必须做到知其花性，以防花一养，身体的毛病更多了。

垂钓江上，悠然自得心性佳

古往今来，人们都将钓鱼看成一项有益于身心健康的娱乐活动。清朝乾隆皇帝在位60年中，就对垂钓情有独衷，常常脱去龙袍离开紫禁城跑去望海楼垂钓，在皇帝看来，脱离政事，可以颐养天年的项目就要数垂钓了。还有垂钓名人姜太公，直钩钓鱼更为人们津津乐道。实际上，垂钓人往往重点不在钓鱼而是在品味钓鱼的这种情怀。不仅如此，有学者曾对钓鱼者做了一项调查，发现原来41.7%患有各种慢性疾病的人，经过长期坚持钓鱼运动，21%基本脱离疾病。对于长期生活在都市中的人们来说，有时间三三两两地相约在一起，拿着工具，到效外玩玩，也真算是乐事一件了。

1. 垂钓的好处

（1）改善机体功能：垂钓活动的地点空气清新，往往就像是一个负离子丰富的天然大氧舱。当负离子吸入人体后，能同体内的血红蛋白及钾、钠、镁等正离子结合，使血液中的氧增多，携带的营养物质增多，人们就会倍感舒服，精力充沛。不懂行的觉得钓鱼就是在消磨时间，其实每一位垂钓者都明白，实际这比在医院做一次"高压氧"效果还好，钓一次鱼，回到生活及工作岗位，做什么事情都会事倍功半。

（2）陶冶情趣：寄情于山水，鸟语花香，令人心旷神怡，垂钓者悠然自得。钓鱼时，同时调动钓鱼者的眼、脑、心，甩竿后，钓鱼者就会专注于浮标的动静，其他的杂念都会为其让路，当鱼咬钩，浮标牵动时，一阵欢喜，揭竿而起，面对空中摇摆的鱼儿，垂钓者的身心得到最大的放松。

（3）培养耐心：克服心浮气躁，只有一个有耐心的钓鱼人，才能钓到鱼。鱼儿不会时时咬钩，这就需要钓鱼者默默等待，长期处在耐心等待中可以帮助那些平时性情急躁的人控制和消除不良情绪以及调剂精神状态。所以说，钓鱼是一种保持良好心态，预防忧郁症、精神沮丧等病症发生的最佳活动。

（4）运动身体：垂钓是一种动中有静、静中有动的休闲健身活动。在外行看来，似乎钓鱼只有一种姿式，就是坐着钓，其实这只是其中之一，还有一些姿势相较而言更需要较多体力。最常用的钓鱼姿势有4种，一种是跑钓，即在200米范围内打几个窝子，钓鱼者来回奔跑而钓，每个窝子停留约10分钟，如果碰到有鱼的窝子时间还要有所延长，不断地奔波于几个窝子间，达到了锻炼身体的效果；第二种是站钓，站着最锻炼的就是腿力，最好能够将时间控制在1个小时之内；第三种是蹲钓，即蹲着最锻炼的是脚力，最好能够将时间控制在半小时之内；第四种就是我们常见的坐钓了，坐着虽然运动量少了，但从另一个角度来看坐着可以休息养心，静观动态，也是不错的钓鱼方法。

2. 高脂血症垂钓的注意事项

（1）垂钓虽好，但是对于重度高脂血症患者以及合并心脏病等其他严重疾病的患者在病情没有得到很好的控制之前，最好不要参加。因为，垂钓多在效外，江河旁边，如果发生晕倒现象很容易发生意外。

（2）在夏季，由于钓鱼者长时间在烈日下暴晒，应当备好遮阳防紫外线工具，再涂上防晒用品以防皮肤出现损伤，出现皮炎、脱屑、色素沉着以及中暑现象的发生。另外，夏季垂钓者还应戴上墨镜，以防从水上反射的紫外线伤及眼睛的结膜或角膜。

（3）钓鱼者还应注意自我保健。一是要预防佝偻、腰酸和坐姿不正，坐钓最好选用专用的小椅子，不仅舒适还会更安全；二是要注意劳逸结合，一般情况下，长时间保持一个姿势后不要连续再钓，应当站起来，舒活一下筋骨，多做些伸展运动，促进血液循环；三是要防止眼花缭乱，长时间注视浮标，眼睛易疲劳，因此应当适当地向他处望望，看看青山绿水以消除视力倦怠；四是垂钓不要废寝忘食，高脂血症患者应在去钓鱼之前备好水和食物，及时补充身体养分，另外，不宜参与夜钓，以防危险的发生；五是出门前要备好药物，娱乐的同时切莫忘记按时服药。

"一篙一橹一渔舟，一个渔翁一钓钩。一拍一呼又一笑，一人独占一江秋"诗人眼中垂钓是如些之美，纵情山水，修身养性，你与我，都不妨一试。

音乐舒心，抚慰心灵的良方

音乐养生是中医养生学的一个组成部分，它对人心理的影响可直接而迅速地表达出来，自古以来人们就懂得运用音乐来调剂人们的精神生活，改善人们的精神状态，以此来消除不良情绪，预防和治疗某方面的心理情志疾病。一曲节奏明快，活泼欢乐的乐曲会让人扫去心中阴霾，振奋精神；一曲略带忧伤的曲调同样能使人随之而感伤，甚至伤心落泪；一曲威武雄壮，积极向上的乐曲亦会让人心灵亢奋，热血沸腾，催人上进……音乐降脂并不是没有根据的，它是应用音乐艺术以调节高脂血症患者的神情，从而使身心康复的一种疗法。在音乐的选择上应当以一些健康、高雅、优美、节奏较轻快的舒缓音乐为主，以此达到养生、消郁、怡情的目的。现在有不少疗养院都已经采用播放优美音乐的方式，帮助疗养者追寻内心的平静，这对病情的治愈及康复都是十分有好处的。

1. 音乐疗方

（1）安神催眠：这种方法是利用具有安神宁心、镇静催眠作用的方法来消除紧张、疲累、焦躁等不良情绪。

治疗音乐：《梦幻曲》《仲夏夜之梦》《催眠曲》《春江花月夜》《梅花三弄》等。

（2）开郁解忧：这种方法是利用具有开畅胸怀、舒解郁闷功效的乐曲，以消除情志郁结的病症。

治疗音乐：《大海》《B小调第40交响曲》《忧郁圆舞曲》《古曲》《喜洋洋》等。

（3）悲哀疗法：这种方法是以节律低沉、凄切悲凉之曲调感人，达到"悲胜怒"的效果，多用于神情亢奋、愤怒、狂躁诸症。

治疗音乐：《悲怆》《命运》《创世纪》《葬花》《小胡笳》等。

（4）喜乐疗法：这种方法是利用具有使人轻松、欣快、喜乐的音乐，以消除悲哀忧思郁。

治疗音乐：《花好月圆》《青春舞曲》《美丽的夕阳》《爱之喜》等。

（5）养颜美容：这种方法是利用乐声能与皮肤产生谐振。这些不同风格、表达方式各异的乐曲，都具有不同的振动频率和声波。按"同声相应，同气相求"的道理，这些振波一旦被人体或物体所接收，就会产生感应效果。而且，振动频率在100～150赫兹之间的乐声，对人的皮肤会比较有帮助的。

治疗音乐：主要以莫扎特的音乐为主。

音乐疗程及方法：一般30天为1个疗程，每天2～3次，每次1小时左右，疗程与一次治疗的时间因素有关。而听音乐的环境也较为讲究，以选择清雅谧静、绿荫浓郁之处为好，如果音乐疗室设在室内，应以舒适美观，陈设典雅，空气对流，并配有调节心理和养神调情的色彩和香花等为好。

2. 音乐的养生功效

（1）音乐是自我与心灵沟通的一种神奇方式，有些高脂血症患者得知患病之后就不太愿意与人交流，这说明心理疾病已经在慢慢成长，它会让人产生孤独感和不安全感，情绪和精神受到损害，这时多听些舒心的音乐可以减少孤独感和不安全感，进而达到治疗心灵的目的。

（2）音乐可以使人体各种振频活动协调，从而有益于高脂血症患者恢复健康。人体是由许多有规律的振动系统构成，人的脑电波运动、心脏搏动、肺的收缩、肠胃的蠕动和自律神经活动都有一定的节奏，当人体患病时，体内节奏处于异常状态，借助音乐正好可以帮助人体节奏恢复到和谐音频。

（3）音乐可以增强人体免疫力。同样是利用音乐的声波能量，使人体内的细胞发生和谐的同步共振，这种微妙的振动就像是对细胞按摩一样，可以增进细胞的新陈代谢作用，促进内分泌系统释放出多种生理活性物质，达到增强机体免疫力的目的。

（4）音乐可以使那些身心长期处于应激状态下的人，找到渲泄的出口，以达到缓解压力、消除紧张、治疗疾病的作用。

3. 听音乐的禁忌

（1）音乐设备：最好采用高保真音响播放正版CD音乐，尽量不使用耳塞式耳机，如果在一些不方便的场合，如公共场所等可采用封闭式耳机。因为，音乐声波最好作用到皮肤，倘若接触不到音乐的心理效应，以及心理效应产生的心率、血压、呼吸、激素、新陈代谢等方面的作用虽然仍然存在，但是效果上就要打折扣了。

（2）音乐应适时适地：听音乐的时间选择也很有讲究，在早上起来或是临睡前最好听些养生类音乐，闭目而听，心情会觉得无比舒畅。再者，听音乐时不要离播放设备太近，如果是音响设备最好距离2米在右，位置最好为音响的正前方，这样有助于更好地接收音乐场波且左右均衡，对听觉最有利。

（3）听音乐音量要适宜：注意作用于人体按摩作用的是声波而不是音量，有的人觉得音量大点更有助于身体健康，实际上音量的大小对人体作用没有太大意义，如果声音特别大，吃不消的只是你的耳朵，所以只要音量大小只要适当就可以了。

（4）空腹时忌听的音乐：人在空腹时不宜听令人亢奋的音乐，因为人在空腹时会有很强的饥饿感，如果再加上节奏感超强的音乐，会加剧饥饿感。

（5）听饭时忌听的音乐：吃饭时忌听打击乐，因为打击乐一般具有节奏明快，铿锵有力等特点，如果在吃饭时再将声音开得大一点，会导致人的心跳加快、情绪不安，从而影响食欲，有碍食物消化。

（6）生气时忌听的音乐：生气时忌听摇滚乐，因为摇滚乐总是有些疯狂的味道，人在生气时听这种音乐无疑是雪上加霜，无形中助长了人身上的怒气。

　　音乐是心灵的语言，它的神奇之处数不胜数，只要运用好，运用对，它可以帮助人获得身心的和谐快乐与幸福。因此，高脂血症患者不妨让它成为你治疗疾病的一味辅助良药，使心灵、情绪等在它的帮助下处于最佳状态，从而使得身心得以健康。

第五篇

三步之外的奇效良方

针灸要穴立降脂

手到病自除，按摩降脂方法多

血脂自我控制的小窍门

针灸要穴立降脂

神阙、足三里穴，艾灸降脂疗效好

神阙穴，即肚脐，又称脐中，是人体任脉上的要穴，也是人体生命最隐秘且最关键的要害穴窍。《针灸大成》有"神阙主百病"的记载，它是人类养生保健的生命之穴。当我们还在母体中以胎儿的形态呈现时，需要通过胎盘进行呼吸，并且不断地从胎盘汲取营养以供成长发育所必需，胎盘则紧连在脐中，倘若没有神阙，生命将不复存在。胎儿脱离母体后，脐带被剪断，先天呼吸中止，后天肺开始呼吸。肚脐之所以被称为神阙，正是因为胎儿赖此宫阙，输送营养，灌注全身，遂使胎体逐渐发育，变化莫测。

足三里穴，是"足阳明胃经"的主要穴位之一，找穴时可由外膝眼下4横指、在腓骨与胫骨之间，由胫骨旁量1横指即是。通俗地讲就是将膝盖弯曲后，你会摸到两个小坑，把你的4个手指并齐放在这个下面，然后在小腿中间的骨头棱向外一个示指的距离，交叉点就是。足三里是一个强壮身心的大穴，传统中医认为，按摩足三里有调节机体免疫力、增强抗病能力、调理脾胃、补中益气、通经活络、疏风化湿、扶正祛邪的作用。据史料记载，唐代药王孙思邈常用艾叶温灸足三里穴，寿及140余岁，看来此穴的功效是相当强大的。

神阙穴有调节机体阴阳平衡，增强机体新陈代谢的作用；足三里穴可以燥化脾湿，生发胃气，促消化，泄痰浊。两穴合用采用艾灸的方式针对高脂血症的病因治其标，如此标本同治，先后天并调，故能收功。从而体现了灸法对机体调整作用的优势，以"调"达治，调动自身调整功能，使脂代谢诸指标之间达到良性双向调整效应。

1. 艾灸具体操作步骤

（1）找一个杯子装约1/3的水放在身边备用。

（2）初学者可用无毒无害的记号笔在找好的穴位处做好标记。

（3）点燃艾条，燃烧至红火状态。

（4）将艾条垂直悬于穴位上方约1.5厘米处开始治疗。

（5）当艾条燃烧端出现灰烬时，可将灰烬吹入装水的杯子里，频率大约2分钟1次，用以保证艾条经常处于红火燃烧的状态，然后继续垂直对准穴位。两个穴位各灸治15分钟，每天早晚各1次，1个月为1个疗程。

2. 艾灸时还应注意的禁忌

（1）灸时要慎风寒，戒生冷、油腻。

（2）灸脐时禁忌较多，主要有三点：一是脐部有损伤、炎症者禁用；二是刚吃过饭或是空腹状态时也不宜进行；三是艾灸时不可离脐部太近，否则易烫伤。

（3）实热证、阴虚发热者不宜艾灸。

（4）艾灸完成后应控制至少半小时内不洗澡或者不用冷水洗手。

（5）孕妇不宜进行艾灸。

艾灸贴士：在进行艾灸治疗时，要确保室内安静且被灸者情绪稳定，平静，能够专心体会穴位及经络上温热感的传导。为了确保红火能够不偏离穴位，在施灸时不宜对艾条进行旋转。当施灸局部皮肤灼痛难忍时，可稍微抬高艾条，使患者局部皮肤感觉保持在"温"和"烫"之间即为适度。

孟子曾说过："七年之病，求三年之艾。"意思是说患了七年之久的慢性顽固性疾病，选用三年的艾灸就可治好。所以，高脂血症无论患病时间长短，都应当心怀信心，也许艾灸法马上就会还你一个惊喜呢。

耳穴系全身，降脂立"针"见影

人的耳朵确实是一个非常神奇的地方，我们都知道，耳朵上的穴位可不简单，人体各器官都在耳朵上留有反射区，倘若我们将耳朵上这些主要穴位连起来，所呈现的形状恰似倒置于子宫中的胎儿。当身体受到疾病侵犯的时候，耳朵上相对应的特定穴位就会发生预警信号。所谓耳针，实际上只不过是将常用的针灸针或是耳穴专用的针，对准耳朵上相应的穴位直接予以刺激，相对按揉来讲刺激量更大，效果也更为明显。

耳穴针灸的方式并不神奇，它绝不像是算命先生的信口胡诌，而是长期医学实践的总结，有专家对耳穴针灸治疗传染病的2569例进行统计，治疗感冒、腮腺炎的治愈率为80%以上；治疗高血压的有效率为 86.7% ~ 90%；治疗呼吸系统病，尤以治疗小儿哮喘，疗效达90%等。对治疗胆石症，3296例分析中，排石率达90%左右。对治疗精神、神经系统疾病方面的5408例分析，治疗头痛有效率为91.4%等。而在降脂减肥方面，耳穴刺针的表现同样优秀，耳郭上有丰富的神经、血管，通过用针刺激耳甲郭、耳甲腔等处，可以有效调节机体内分泌系统，调整内脏功能，尤其是刺激迷走神经可影响胰岛素值，控制食欲，进而达到减肥降脂的作用。

1. 针刺耳穴的好处

（1）没有不良反应：我们都知道"是药三分毒"的常识，如果可以通过针刺耳穴便可达到治病防病的效果应是最安全可靠的了，可能唯一的"不良反应"就是会有痛感。在刺耳穴的最开始，反应点较为敏感，可能会痛感稍强些。一般几天之后，随着病情的好转，痛感也会越来越轻了。

（2）疗效较好：这就好比身体出现了一个小伤口，我们直接给伤口涂药要比吃药式的间接给药方法要快得多。针耳穴就像是给生病的部分直接给药，相较而言效果更佳。通过治疗不仅可忙乱改善身体微循环、松弛肌肉痉挛，还有降血脂、抗抑郁、戒烟戒毒、减肥、增强免疫力、改善视力、治疗痛经等疗效。

（3）治病防病双重保护：针耳穴不仅可以治病，还可以防止多种疾病的发生。在古代民间就已经会运用按摩耳轮的方式补足肾气，用以防止耳聋及耳鸣的发生；女人们穿耳洞，不仅是为了美观，更是防治眼病的好方法。在近代，针耳穴的好处更上一层楼，不仅可以在日常生活中应用广泛，如晕车、晕船等，还成为治疗急慢性疾病的主要手段。

2. 有益于高脂血症的耳上奇穴

通过刺激耳朵上的胰胆穴、小肠穴和前列腺穴这三个穴位对高脂血症患者大有好处。如果这些穴位再配合刺激三焦穴和胃穴，可消除胀气，助消化；配合刺激肝穴清热活血，可促进热量和胆固醇代谢等。即使是不用针刺，如果只是合采用按压耳穴的方法也会对人体脂质的吸收、利用和转化起到一定功效，进而可以改善患者的血脂水平。

3. 针刺耳穴操作方法

（1）找准穴位：进行局部常规消毒，进针的时候左手要固定耳郭，右手要以半寸或1寸3号毫针垂直的刺入软骨，依被施针者的具体情况来确定刺激的强度及手法。针刺的深度要根据个人耳郭厚薄来灵活掌握，一般情况下，刺入皮肤2～3分钟即可，不能刺穿对侧的皮肤。若被施针者局病无针感，应适当调整针尖方向。

（2）留针时间：20～30分钟，其间可以采用间断捻针的方式增强刺激。

（3）起针方法：左手要托住耳背，而右手起针，并用消毒棉球来压迫针眼以避免出血，并要用碘酊（碘酒）再次涂擦1次。

4. 注意事项

（1）过于疲劳、精神高度紧张、饥饿者不宜针刺。

（2）皮肤感染、溃疡、瘢痕和肿瘤部位不予针刺。

（3）针刺耳穴法对一些疾病的确有着很好的疗效，但是它也并非万能，对一些急重病患者还应积极采取综合治疗，以免延误病情。

针刺耳穴法虽然是一种很好的保健治疗方法，但是对于女性及孩子很难接受它所产生的痛感，改刺为按压方式虽然在治疗效果上大打折扣，但却免去疼痛之苦，再者而言，用于平日保健也绰绰有余了。

找好要穴，隔药饼灸见奇效

高脂血病患者可以采用自制艾炷隔药饼进行治疗。艾灸在前面的章节中我们已经做过介绍，那么什么是药饼呢？明代袾宏《竹窗随笔》便有记载"近有僧行灸法者，其法和药作饼，置艾炷于其上而燃之，云治万病。此不知出自何书，传自何人"。古代行医所用的药饼多用辛温芳香药物所制成，其功效主要以温中散寒、行气活血为主。随着时代的进步，人们在药饼的制作上也有了进步，无论是药物的组成，施灸的方法及治疗的范围等都有所增强。下面我们来做一下详细介绍。

1. **药饼的分类**：临床上出现的药饼大致可以分为两类，一类是为针对某些病证的如骨质增生药饼、溃疡性结肠炎药饼、足跟痛药饼、硬皮病药饼等；另一类为根据中医治则而制作的药饼，如活血化瘀药饼、健脾益气药饼、补肾药饼等。

2. **降血脂药饼制作法**

（1）药汁浓缩法：按配方称取各味中药，加水适量煎2次，去渣，再以文火浓缩至一定量，加入赋形剂；亦可根椐要求，部分药物煎汁浓缩，部分药物研末成粉，二者混和调匀后加入赋形剂。用特制的模子压成薄饼。

（2）研末调和法：可配方称取药物，研极细末，一般要求过200目筛，装瓶密封备用。用时椐临床需要临时用调和剂调和，再用特制的模子压成药饼，常用的调和剂有醋、酒、乙醇、姜汁、蜂蜜等。

（3）研末混合法：先按上法研成极细末备用，临用时椐症情可分别选用大蒜、嫩姜、葱白等其中之一，与药粉各取适量，一齐捣烂，用模子压成药饼。

3．**药饼灸法：**不同的病症取不同的中药制成药饼。隔药饼灸，多取经穴，亦可用阿是穴；可只取单穴，亦可多穴同用。应用时，将药饼置于穴位上，将中或大壮艾炷隔饼灸烧，患者觉烫时可略作移动，壮数多少据症情而定。灸疗过程中，如药饼烧焦，应换饼再灸。

4．**高脂血症患者药饼灸法：**根据高脂血症患者"痰""瘀"的特点我们选用了两组穴位，通过饼灸的方式加以治疗。

（1）将药物碾碎成粉，以醋调和，制成直径2～3厘米，厚为1厘米，重约为2.5克的圆形薄饼。而后将它们放在所灸穴位上，然后将艾炷放置于药饼上便可开始施灸。

（2）第一组取穴为天枢、巨阙、丰隆，第二组取穴分心俞、肝俞、脾俞。

（3）两组穴位隔天再交替进行治疗。

5. 注意事项

（1）药饼的配方及制作应据病证而定，强调辨证施治的原则。

（2）药饼不可重复使用，要求新鲜配制，现制现用。

（3）灸后如出现水疱等灼伤等情况应及时处理，以防感染。

饼灸就是利用了穴位、艾灸、药物的综合协调作用，达到通经络，调气血，使阴阳归于相对平衡，脏腑功能趋于调和，从而影响血液中脂质及脂蛋白代谢，并使其比例恢复至最佳状态，进而达到降血脂的最终目的。通过艾灸及药物渗透的综合治疗，高脂血症患者一般都能取得较为显著的疗效，据结果表明，饼灸可以有效降低血液中"坏"固醇及三酰甘油的含量，在一定程度上防止了动脉粥样硬化的发生。

高脂血症患者的针灸禁忌

针灸疗法是中国传统的疗法，这是通过针刺穴位的方法来调动人体的抗病因素，从而调整脏腑组织，促进气血通畅，进而达到治疗及预防疾病的作用。虽然针灸疗法使用起来相对安全，但也是有禁忌存在的，倘若逆之而行也会给人体带来不同程度上的伤害，因此应当提前对禁忌事项做好功课，防止其伤害的发生。在前面几小节里，我们也提到过一些涉及针灸禁忌的相关事宜，在这里我们系统全面地做一下讲解。

1. 针灸禁忌人群

（1）不建议对孕妇针刺，如特殊情况必须施针则不宜过猛，而如合谷、三阴交、昆仑、至阴等穴位皆位于腹部、腰骶部，可能引起子宫收缩，所以禁止针灸。

（2）脏器功能衰竭者及器官移植者禁止针灸。

（3）皮肤感染、溃疡、瘢痕和肿瘤部位禁止针灸。

（4）血压≥150/95毫米汞柱时，禁止针灸；心脑血管病急性期禁止针灸或慎用针灸。

（5）眼区，胸背，肾区，项部，胃溃疡、肠粘连、肠梗阻患者的腹部，尿潴留患者的耻骨联合区针刺时应掌握深度和角度，禁用直刺，防止误伤重要脏器。

（6）痉挛瘫，肌肉抽搐，以及躁动不安者，禁止针灸。

（7）婴幼儿囟门部及风府、哑门穴等禁止针灸。

（8）有出血性疾病的患者，或常有自发性出血，损伤后不易止血者，禁止针灸。

（9）针刺应避开血管、神经、筋骨，脏器部位不可深刺。

（10）过于疲劳、精神高度紧张、过饱者、饥饿者以及惊恐时禁止针灸。

（11）热病脉静，汗已出，脉盛燥；病泄，脉洪大；着痹不移，身热，脉偏绝；热病夺形，身热，色白及下血；寒热夺形，脉坚盛。此谓五逆，禁止针灸。

（12）糖尿病患者不建议针灸，尤其下肢和足部。

2. 日常应禁针穴位

（1）乳中穴：是属于足阳明胃经的腧穴，位于人体的胸部，当第4肋间隙，乳头中央，距前正中线4寸。

（2）脑户穴：脑户督脉足太阳之会，位于人体头部，后发际正中直上2.5寸，风府穴上1.5寸，枕外隆凸的上缘凹陷处。

（3）鱼际穴：属于手太阴肺经之荣穴，位于手拇指本节后凹陷处，约在第1掌骨中点桡侧，赤白肉际处。或取侧掌，微握掌，腕关节稍向下屈，于第1掌骨中点赤白肉际处即是。

3. 灸法注意事项

（1）施针者应保持严谨的态度，专心致志、精心操作，施针前应对患者说明禁忌及要求，并多与之沟通，消除其紧张恐惧心理。若需瘢痕灸，必须先征得患者同意，应处理好灸疮，防止感染。

（2）施针者要根据患者的体质和病证施灸，取穴要准，灸穴勿过多，热力应充足，火力宜均匀，切勿乱灸暴灸。

（3）灸治中很少出现晕灸者，若一旦发生晕灸，切莫耽误马上急救。

灸治中应防止艾火烧着衣物、被褥等。施灸完毕，必须将艾条或艾炷熄灭，以防发生火灾。对于昏迷、反应迟钝或局部感觉消失的患者，应注意勿灸过量，避免烧烫伤。

手到病自除，按摩降脂方法多

按摩降脂常用手法和技巧

所谓按摩，就是手在人身上以推、按、捏、揉的方式进行运作，以此来促进血液循环，使经络通畅，起到调整神经的作用，进而达到消除疲劳，调节体内环境的变化，增强体质，健美防衰，延年益寿的目的。除此之外，按摩适用范围较为广泛性别上不分男女，年龄上到白发老者，下到黄毛稚童，身体状态上无论强壮与否都可以采用不同的施术手法进行保健按摩。对于高脂血症患者来讲，学会按摩就像自己随身带了一台治疗仪，只要操起双手便可根据自己的病情，运用不同的手法当起自己的医生。

1. 按摩的常用手法

（1）推法：用指、掌、肘部等着力，在一定的部位上进行单方向的直线运动。

操作手法：指、掌、肘等要紧贴体表，缓慢运动，力量均匀、渗透。

功能作用：具有消积导滞、解痉镇痛、消瘀散结、通经理筋的功能，可提高肌肉兴奋性，促进血液循环。

（2）拿法：用大拇指和示、中两指，或用大拇指和其余四指作相对用力，在一定部位和穴位上进行一紧一松的捏提。

操作手法：力量应由轻而重，连续而有节奏，缓和而连贯，接触点在指腹而不应在指尖，腕部放松。

功能作用：此法有较强的刺激性，如若和其他手法一起配合，作用在颈项、肩部和四肢等部位，具有祛风散寒、舒筋通络、缓解痉挛、消除肌肉酸胀和精神疲劳的作用。

（3）捏法：用大拇指和示、中两指，或用大拇指和其余四指相对用力挤压肌肤。

操作手法：用力要均匀而富有节律。

功能作用：具有舒筋通络、行气活血、调理脾胃的功能。

（4）按法：用指、掌、肘等按压体表。

操作手法：力量应由轻而重，稳而持续，垂直向下，不可使用暴力，着力点应固定不移。

功能作用：此法有较强刺激性，具有镇静止痛、开通闭塞、放松肌肉的作用。指按法适用于全身各部穴位；掌按法常用于腰背及下肢部；肘按法压力最大，多用于腰背、臀部和大腿部。

（5）点法：用指端、屈曲之指间关节或肘尖，集中力点，作用于施术部位或穴位上。

操作手法：操作时要求部位准确，力量深透。

功能作用：具有开通闭塞、活血止痛、解除痉挛、调整脏腑功能的作用，适用于全身各部位及穴位。

（6）擦法：以手掌或大鱼际、小鱼际附着在一定部位，进行直线往返摩擦。

操作手法：运动的幅度较大，紧贴皮肤，力量应较小，运动均匀，频率为每分钟100次左右。

功能作用：此法可提高局部温度，扩张血管，加速血液和淋巴循环，具有温经通络、行气活血、消肿止痛的作用。

（7）摩法：以指、掌等附着于一定部位上，作旋转运动。

操作手法：肘关节应自然屈曲，腕部放松，指掌自然伸直，动作缓和，保持一定节律。

功能作用：此法刺激轻柔和缓，配以润滑性质的按摩剂，可很好地改善颈椎病患者皮肤状况。

（8）揉法：用手指、鱼际或手掌，贴在施术部位不移开，进行左右、前后的内旋或外旋揉动。

操作手法：以前臂和腕部的自然摆动，通过手指、鱼际、掌等部位对一定部位或穴位旋转施压。

功能作用：此法轻柔缓和，刺激量小，适用于全身各部位，具有舒筋活络、活血化瘀、消积导滞、缓解肌痉挛、软化瘢痕的作用。

2. 高脂血症患者进行自我按摩的益处

（1）经济实用：自我按摩可以随用随到，哪里觉得不舒服可马上施术。不仅没有什么花费，相对于药物治疗还免去了药物的毒副作用。

（2）时间灵活：不会特意去安排，不需要考虑场地，不需要考虑时间，一切的空隙都可以成为自己的按摩时间，每天最好施术1～2次，每次15～20分钟即可。在时间安排上最好以早上起床后及睡前为好。

（3）按摩部位：施术者可以自行刺激耳部、手部及足部等穴位，手法及力度可自行进行调整，以舒服为宜。

（4）推荐穴位：施术者经常按摩章门穴、滑肉门穴、大横穴、足三里穴、丰隆穴、三阴交穴、公孙穴、太冲穴这八个穴位可以起到降血脂的作用。按摩时，每个穴位按摩81下，强度应以被按穴位感觉酸麻为度，每天最好施术1～2次，每次15～20分钟即可。

（5）疗程时长：身体素质较好者应以1个月视为1个疗程，按摩时多采用穴位强刺激手法，以泻法为主；身体较弱者应以一个半月视为1个疗程，按摩时穴位刺激要适中，主要采用平补平泻的方法为主。

综上所述，实施自我按摩还应根据自己身体的实际情况及血脂水平的高低来设定按摩时间及强度、手法，这样才能达到理想的治疗作用。

足部降脂按摩法

相对于人体来讲，足部虽小，但是它却是整个人体器官的反射区，高脂血症患者若想学习足部按摩，只要遵循法则，很容易就会掌握了。我们将双脚并拢，十个脚趾便为头，足根为股，脚底为腹，脚面为胸，脊柱在足后背，左右脚底内侧正好依次对应椎、胸椎、腰椎、尾椎，最后为骨；鼻子在中央，两眼在第二、第三趾，两耳在第四、第五趾。人体并非平面，而是立体的，有大小、上下、深浅、左右之分。神奇的是，只要知道这些规律，我们便可以推及出脏器的位置，准确地在脚上寻找到相应反射区。

1．**脚底按摩的基本手法：此方法具有舒筋、活血、暖身之作用。**

（1）指颗滑按压法：指颗即指手握拳时，凸凹示指，以示指第二关节弯曲成指颗状。以手腕作为施压轴，带动关节面左右滑动，在脚底反射区做同方向滑动的施压操作。

按摩贴士：此手法由于关节的顶点部位要施力，很容易造成手指伤害，为了避免这种现象的发生，必须注意关节要弯曲好或采用辅助工具，如辅助棒等，既可省力，还可以达到深入按摩的效果。

（2）指腹推压法：主要以拇指指腹为主，其他指头的指腹为辅在脚底反射区做同方向推压，此手法强度较为缓和，适用于脚底各反射区及内、外侧。

小贴士

此手法应避免推压时，使用自己的指尖按压，或过度刺激到末梢神经，而伤害自身的视神经。

（3）指侧夹压法：手指呈夹子状，用指内侧在脚底特定反射区单一的夹压点施力。这种手法可用拇指、示指、中指的指侧位置，夹压在脚趾及脚底的特定反射区，定点按摩刺激。

2．**脚底按摩的基本手法：手法1之后，再进行缓和之术，放松因按摩所引起的疼痛感，就是脚底按摩结束前以舒缓的手法对脚步进行放松。**

（1）扣打法：以扣打的方式来缓解脚部肌腱因按摩疼痛而产生的紧绷感。手部握拳，用尾指侧进行，强度平稳适当，借用敲打产生的振动效果来减轻疼痛，使脚和身体得以舒缓。

（2）牵引法：面对按摩少数人会因为害怕疼痛，自然反应出血管收缩，关节、肌肉韧带紧绷，通过牵引手法可以使肌肉放松，从而消除紧绷。用拇指与示指拉开第一个脚趾或旋转，以牵引方式来舒缓脚底肌肉、关节，韧带的僵硬感，除此之外，关节或肌肉的可动性与强化功能也得以提高，促进促进血液循环。

（3）清洁法：因为在按摩时，通常在脚底都会涂有按摩油，按摩完毕后必须加以清洁，以免毛细孔阻塞。按摩油一般都以纯植物油为主，因为这种油不仅可以起到润滑作用，还较能被皮肤吸收，有放松肌肉的功能。

小贴士

按摩后可喝一杯温开水，促进毒素排出，而在按摩前后禁止喝凉水，以免寒气留在体内，影响气血的循环。除了用手之外，可以选择一些按摩辅助工具，如按摩锤、按摩板、牙签、发夹、艾条、电吹风、吸尘器等。

3. 足部降脂按摩方法

（1）取双手掌心置于同侧双足背上，由距小腿关节至足尖一齐搓动，每只足面搓10次。

（2）取左手掌心置于右足心，横、竖各搓10次，右掌心以同样手法于左足横竖各搓10次。

（3）取左手拇指在右足涌泉穴向左右各揉10圈。再取右手拇指在左足涌泉穴上，向左右各揉10圈。

（4）取左手拇指与四指分开，置于右足跟腱上，自上而下的拿捏，向上拿捏20次，向下拿捏20次。然后再用右手拿捏左跟腱各20次。

（5）取拇指尖在两足的太冲穴上，向外内各揉10圈。

（6）放松足踝，双手拿住右足趾一齐用力使踝背屈10次，再以同样手法，使左踝背屈10次。

（7）取左手握实拳，叩击右足跟底部10次，再以右实拳叩击左足跟底部10次。

长期自我进行足部按摩，不仅可以促进血液循环，加强新陈代谢，刺激细胞产生活力，还能起到疏通血管，降脂减肥的功效。

腹部降脂——仙人揉腹法

营养不均衡，饮食不节制，缺少运动，如果这些不利于血脂健康的事项你都做了个遍，甚至并没有觉得有何不妥，那么，高脂血症如果不找上你，也真是怪事了。身体有了病怎么办？通常来讲仅靠药物维持虽然能达到平稳血脂的目的，但是药物服用时间过长或过量往往会对身体造成一定伤害，因此，我建议应采用一些保健手段来配合治疗，这样做不仅可以对高脂血症的治疗起到辅助作用，还可以达到强身健体，延年益寿的目的。揉腹，便是按摩方法中一项很好的保健项目，它是一种中国传统的养生方法，唐代名医孙思邈就以"食后行百步，常以手摩腹"作为一种养生方法。中医认为，揉腹可以调整阴阳，充实脏腑，促进气血运化。高脂血症患者通过每天的揉腹练习不仅可以养足中气预防脏气下垂，还可以达到促进血液循环，降脂减肥的最终目的。

1. 揉腹练习的时间选择：揉腹练习任何时段都可以进行，但是早与晚两个时段作比较的话，前者较好。因为这个时候，人的身体刚刚在床上苏醒，睡眠已经很充足了，不会处在昏睡状态，揉的质量与时长方面都会表现得更好一些，而晚上洗漱过后，人就已经产生困意了，如果在此时进行揉腹，可能由于困乏的原因，揉不了多大一会就睡着了。

2. 仙人揉腹术的具体方法：揉腹时可采用站立之姿，也可采用躺卧的方法。如果自己一个人进行练习时通常躺卧的方法更易使人放松，具有催眠之效。

（1）眼睛目视前方，将全部杂念摒除，注视。而后慢慢合闭双眼，嘴角微微翘起，面带微笑。心中想着蓝色的大海与天空，辽远而宽阔，停留片刻，思想再回到身体上来，自上而下，从头顶一直往下。然后思想回到大海与天空，再回到身体上来，反复三次。

（2）仙人揉腹术的手法要手掌置于中央，运作时仿佛手掌与腹部是一体的，要连着肚皮一块转动，以肩带动手臂手掌一块揉动，而不是磨擦转动。

（3）仙人揉腹术的节奏要慢而均匀，速度约为1圈/3秒，力度要均匀适中，既不能轻摩浮擦，也不要有压痛感。

（4）施术时，患者要集中精神，双手在小腹部揉转，腹内命门窍随之转动，意念跟随着动作，心中默想"随着转动身体内的脂肪在消融，形体在变瘦"。单独练习的时候揉腹不少于100次。

3. 揉腹的注意事项

（1）动作上：揉腹时以躺卧之姿在床上，两个腿可自然伸直，也可略分开，脚与肩等宽。将一只手直接贴在肚子的皮肤上，不要隔着衣服；另一只手掌置于这只手的手背上，双掌呈重叠状，置于肚脐部位，按左下右上的方向转动。

（2）意念：两眼轻闭之后，要用意念想像自己的眼睛从眼球中抽离出来了，长到了手掌下方，且具有透视的功能，直穿到你的腹腔里面。不要想五脏六腑，只要想那里面好似什么都没有，倒也不是真的什么都没有，而是充满了浓浓的混元气，它充斥了整个胸腹腔，想到里面恍恍惚惚、渺渺茫茫的混元气的状态。一边想，一边做动作，逆时针揉转，手常与肚皮仿佛长在了一起，一起转着，虚虚实实，恍恍惚惚的。揉着揉着，由轻到重，一点一点地加力，逐渐到了极致，很大的力，揉转的范围也逐渐扩大，但是用力再大、揉转的范围再大也不可能是很大，因为肚皮的松弛程度是有一定的限度。仙人揉腹术有点类似瑜伽术，对意念的要求很高，不能心存杂念，如果杂念太多就达到不想要的效果，也就是说意念出去了，气也就随之消散了。

（3）仙人揉腹术十六字箴言："神随手转"即意念要跟着手的转动走；"不离不即"即意念虽然一直在跟着手转运，但是却不要紧紧地不留缝隙地跟着，也不要去想其他以外的事情，而是要若近若离地随着；"意注腹中"即意念在放在腹腔之内；"随动环转"即意念在腹腔之内亦要跟着手的转动而转，力量由无到有，由轻到重，仿佛在重叠的手掌下部按着一个很粗的大气柱子在转。

按着要求练下去，半个小时以后，意念会让你觉得腑脏中的混元气越来越充足，你越是要用力按下去，气却要更用力的往外胀，就像是一个气球一样，按也按不下去，中气十足。若我们能揉到两个小时，就会感觉气已经会自动向四肢游走，腿、脚、臂等，似乎从骨头里通透进去的，那时，你便会体会到该揉腹术名中取为"仙人"之意了。进行揉腹练习前，最好排空小便，进食过饱时不要马上进行，局部皮肤感染者、腹腔内急性炎症患者以及腹部肿瘤患者也不宜进行。

4. 揉腹的好处：当然，揉腹的方法有很多种，仙人揉腹术只是其中的一种。它的优点就在于既是在揉腹按摩又是在练习气功，一举双得。当然无论何种方式，揉腹对人体来讲都是十分有益的，这一点是可以肯定的。

（1）促进肠蠕动：通过揉腹按摩，可使腹肌和肠平滑肌的血流量增加，胃肠内壁肌肉的张力及淋巴系统功能增加，从而加强对食物的消化、吸收，明显地改善大肠、小肠的蠕动功能。因此，经常进行揉腹按摩会起到促进排便，预防和消除便秘的作用。

（2）有利于减肥：通过揉腹按摩，能够起到刺激末梢神经的作用。按摩时轻重快慢不同力度通过，使腹壁毛细血管畅通，从而促进脂肪消耗。

（3）睡前揉腹助睡眠：睡眠情况不好的高脂血症患者也可通过腹部按摩达到改善睡眠质量的作用，对于患有动脉硬化、高血压、脑血管疾病的患者，通过腹部按摩还能起到平息肝火，使人求得内心平和的作用。

（4）预防疾病：通过揉腹按摩，不仅可以对高脂血症患者起到平稳血脂的作用，对于患有胃溃疡、十二指肠溃疡、慢性肝炎、术后肠粘连等疾病都有一定的疗效。

小贴士

　　为什么要采用顺时针方向进行腹部按摩呢？中医按摩穴位的原则是，实证时应该顺时针方向按摩，是为了泻，虚证时应该逆时针方向按摩，是为了补。由于腹部右侧是升结肠，左边是降结肠，因此顺时针方向按摩是依照排泄的流向，帮助肠蠕动。

指压降脂法，身体有"压"才健康

　　指压是利用手指沿着经络压迫穴位的治疗方法，它手法上像是按摩，但是却与之不同，不包含柔软的移动。指压时，施术者会沿着人体的经络或是能量线给百个穴位施加压力。因手指力度有限，为了增加施术力度往往还会运用到手掌、肘、膝盖指压，甚至用脚进行指压。

中医学认为，经络是人体运行气血的通路，经即指经脉，具有贯通上下，沟通内外之功效，是经络系统的主要要道；络即指脉络，虽然十分细小，但是纵横交错，分布甚广，是经络系统的分支。而穴位，即指脏腑及经洛之气示于体表的部位，当被施压时，可激活人体自身的能量，调节人体虚实状态，从而达到达到抵抗疾病，恢复和谐的目的。

1. 指压的降脂原理：高脂血症常见于"痰湿痰瘀型"，这主要是由于血液运行受到阻碍而瘀，导致代谢变差，也就是中医所说的"污血病"。指压疗法针能够引起局部血液循环加快，从而起到促进代谢物输出的作用，同时还可以调节血管收缩功能，进而达到调整呼吸系统、循环系统、消化系统、泌尿生殖系统等功能的作用，引起全身血液循环改变。另外，有研究认为指压疗法还能够通过选用特定的穴位影响肝脏组织胆固醇合成或影响肠道对胆固醇的吸收和排泄，从而减少内源性三酰甘油的合成，达到降血脂的目的。

2. 指压的一般手法

（1）切压法：取拇指、示指或中指指甲切按穴位。

操作手法：切按时用力须轻柔缓慢，逐渐加大切压力，以能耐受为度。应尽量避免切压处产生疼痛，可在穴位上反复切按多次，不断积累刺激量，每次3分钟。

功能作用：此手法具有导滞通络、镇痛消炎等功效。

（2）揉压法：取用手指的末端在穴位上做环形揉按。

操作手法：揉按的面积一般以穴位点为圆心，直径1.5厘米左右为宜，以揉转1圈为1次，揉按频率可快、可慢，一般以每分钟60次为宜，每次揉按2~3分钟。

功能作用：此手法具有疏通经络、调整脏腑的作用。

（3）捏压法：取拇指指端按压在某一穴位，示指或中指置于该穴的上下方或左右方相对应处。

操作手法：两指应同时对称用力捏压，每次2分钟。

功能作用：此法具有活血化瘀、通络导滞、行气止痛、调整脏腑等功效。

（4）扣压法：取手指指端在选穴上用力按压。

操作手法：指端紧紧按压皮肤及皮下组织，将扣按时产生的作用力深入透达到穴位深处，产生酸、麻、重、胀、热、微痛等感觉，每次3分钟。

功能作用：扣压法具行气活血、消积导滞、化瘀破结、疏通经络、调整脏腑的作用。

（5）高脂血症常用穴位指压手法：

太渊穴：位于手掌腕横纹桡侧（即拇指侧），桡动脉搏动处。

操作手法：采取切压法进行按压。

合谷穴：手背第1、第2掌骨间，当第2掌骨桡侧的中点处。

操作手法：采用揉压法进行按压。

曲池穴：将肘部弯曲成直角，肘横纹外端凹陷处。

操作手法：采用捏压法进行按压。

手三里穴：位于曲池穴下方2寸处。

操作手法：采用揉压法进行按压。

足三里穴：位于膝盖外膝眼下3寸，距胫骨前缘1横指处。

操作手法：采用扪压法进行按压。

丰隆穴：位于小腿前外侧，外踝尖上方8寸，距胫骨前缘2横指处。

操作手法：采用捏压法进行按压。

解溪穴：在足背与小腿交界处的横纹中央凹陷处。

操作手法：采用切压法进行按压。

3. 高脂血症常用降脂方法

（1）按压太阳穴：用手指按顺时针或逆时针方向按揉，每个方向按揉1分钟，每天按摩10次，力度逐渐加强。

（2）按中脘穴：用拇指捐端按压1分钟，力度稍轻。

（3）按气海穴：用双手手指指端按揉，做环状运动，力度适中，反复操作。

（4）内关穴：用手指指腹垂直按压，拿捏，每次2分钟，每天2次。

（5）足三里穴：用双手手指指腹用力按压，或者手掌打开，握住腿部，用拇指按压此穴，力度稍大，每天2次，每次5分钟。

（6）三阴交穴：用拇指指腹按压，每天2次，每次5分钟左右。

4. 指压疗法注意事项

（1）修剪指甲：因为指压疗法会以手指压较大的力去按压，还有些手法会用到指甲的部位，如切压法，指甲过短会使操作变得困难，过长又容易陷入肌肤。所以，建议施术者将指甲修整得与指顶齐平，不要带尖为好。

（2）保持手的温度：指压操作场所应选在避风之处，以防寒气入体影响疗效；施术者也应保持手为暖态，如果天气太冷，可将手预先在温水中泡暖。

（3）指压操作于腹腔部分时，不宜单指点刺，以免影响脏器活动功能。

（4）皮肤受损、溃烂等各种皮肤病或器质性病变者，不宜用指压疗法。

（5）过饥、过饱、酒醉、劳累过度及妊娠期妇女最好都不要指压。

事实证明，指压疗法对高脂血症患者是很有成效的，但是我们应当知道任何一种好的保健方法都需要坚持使用，不要过于迷信短时间内就能奏效的神方，循序渐进，遵循人体规律才是正确的选择。

血脂自我控制的小窍门

喝水治病，高脂血症患者的特效药方

喝水也能治高脂血症？确实如此。水作为生命之源，它不仅可以为人体补充必需的矿物质，还可以对血液黏度有一定的稀释缓解作用。这就好比一杯糖水浓度太高，多加些水进去甜度自然就会下降了。当高脂血症患者摄入了足够的水分后，体内的脂肪就会更易于被分解，血液浓度降低，血脂水平也就随之下降了。反之，如果体内水分摄入不足，肝脏及肾脏代谢功能就会减弱，血液循环就会变差，特别容易引发心血管类疾病。因此，多喝水，常喝水理应成为每一位高脂血症患者的必修课。

1. 饮水的基本要求

（1）饮水类型：以新鲜的直饮水为好，水中的钙、镁、锌、硒、碘等营养素还能补充膳食中营养素摄入不足问题。白开水中经过自来水加工及日常加热处理，水中的微生物已经被杀死，再者白开水中含有氯仿，会对人体造成伤害。

（2）饮水的温度：平日喝以常温水最为适宜，天气寒冷时可以喝温开水，以尽量减少对胃肠的刺激。有研究表明，如果以喝白开水为主，自然煮沸后冷却至20～25摄氏度最为适宜，此时存在特异的生物活性，较容易透过细胞膜，并能促进新陈代谢，增强人体的免疫功能。

（3）饮水的姿势：主要目的是防止喝进较多的空气引起腹痛。在喝瓶装水里尽量不要把整个瓶口尽皆放在嘴里进行吸允，最好还是把上嘴唇的一半覆盖到水瓶口位置。

（4）饮水的量：正常人最好保证每天能饮8杯水，约为2.5升。当天气炎热或是运动时，水分消耗较大时，饮水量也应相应增多。

2. 高脂血症患者饮水的时间安排

（1）晨起饮水：清晨的第一杯水非常重要，对于高脂血症患者来说不仅可以及时地稀释黏稠的血液，加速粪便和尿液的排出，有效防治便秘，还能减少因脑血栓和心肌梗死的发病率。在清晨喝水，要求人必须在早餐之前空腹，最好小口喝，饮水速度过猛对身体是非常不利的，极可能引起血压降低和脑水肿，进而导致头痛、恶心、呕吐等现象的发生。

（2）睡前饮水：睡觉时血液循环对比与白天来讲较为缓慢，若是睡前喝上一杯水，会使夜间的血液循环更顺畅。有些人为了避免起夜麻烦往往选择不喝水，特别是老年人应当适当纠正一下自己的观念。因为老年人膀胱萎缩，即使睡前真的不喝水也会出现夜尿多的现象的，因此不必纠结在睡前的一杯水上。

（3）餐前饭后要饮水：一日三餐之前1小时，最好饮一定量的水。因为这个时间段喝水可以提前调动胃的消化功能，进食时消化能力达到高峰状态。不仅如此，水进入胃部短暂停留后，会迅速流入小肠中，对血液起到稀释作用，水分随着血液流遍全身，增强新陈代谢。同时，饭后也应当适当饮水，有助于增强胃肠的消化能力。

（4）沐浴或运动前饮水：长时间沐浴或是运动很容易导致体内水分的流失，因此最好也饮上一杯水。

3. 饮水的误区

（1）渴了才是缺水了？错！待人体感觉"渴"的时候，那表时水分已经失去平衡了，人体细胞脱水已达到一定程度了。所以，即使不渴也要适时喝水，且最好站着喝，慢慢喝。

（2）纯净水最棒？错！人的体液是显弱碱性的，而纯净水是弱酸性的，如果长期饮用会导致人体内环境被破坏，不仅如此，纯净水还会造成人体钙元素的流失，特别是患有心血管疾病、糖尿病及孕妇更不宜长期饮用。

（3）饮料就等于水了？错！饮料中含有大量的碳水化合物、蛋白质及各种添加剂，特别是含碳酸类及咖啡因类饮料对人体伤害更大。长期饮用碳酸类饮料，会使人体内趋于弱酸性，还会造成钙质的大量流失；而咖啡因类饮料会导致热量过剩，刺激血脂上升，增加心血管负担，不仅如此，咖啡因还是一种利尿药，过量饮用会导致排尿增多，进而使人体出现脱水现象。

（4）医疗用水更健康？错！市场上所谓的"电解水""富氧水"等，严格来讲都可以归类到医疗用水，不适宜正常人饮用。电解水即将水分解成离子状态，阳离子水是医疗用水必须在医生的指导下饮用；阴离子则常被用作消毒方面。富氧水则是指为纯净水注

213

入更多的氧气，这种水的氧分子进入到体内往往会影响细胞的正常分裂，加速人体老化。因此，这些医疗用水都不适宜长期饮用。

喝水任何人都会，但是能否喝好，喝对，喝到点子上就需要我们用心学习研究和发现了。最后就一句话要对高脂血症患者说："多喝水，勤喝水，喝水对你绝对是有好处的！"

轻断食——风靡世界的降脂疗法

近些年来，轻断食疗法风靡世界，大家都很乐于用这种听起来"不太痛苦"的方法用来减肥。"断食"源于中国古代或印度，它本是那些修行的高人采用完全断食方法来潜心修炼。其中或许存在玄妙的机制，但是却难以被阐述清楚。而这种完全断食的做法，在现代理论的验证下对绝大多数正常人而言显然是不正确的，甚至会对身体造成伤害。而"轻断食"可以说是在完全断食基础上做出的改良，它并不等于绝食，而是以低能量的食物代替正常的三餐，来实现促进肠胃排空、缓解便秘、减轻体重等效果。但是，随着轻断食疗法的流行，很多质疑声接踵而来，认为这种方法只是适用于少部分人群，而提出的"这少部分人"中正好包含高脂血症患者。

1. **初次接触轻断食**：轻断食是一种较为科学的瘦身方式，并没有绝对的统一标准，具体实施过程也要因人而异。

（1）建议方法：进行轻断食主张循序渐进，特别是初次接触轻断食的人，要给自己设定一个较长的缓冲期。在这期间，要逐渐适当地减少高热量食物的摄入，每次减少都要待身体适应之后再进行再次减少，慢慢地过渡到轻断食时期的饮食。

（2）建议频率：一般以每周为一个循环单位，5天正常饮食，2天减少饮食，减少进食阶段饭量约为平时的1/4。另外，也可以每月为一个循环单位，具体情况视身体状态而定。

（3）注意事项：每次轻断食结束后，不建议马上便实用高热量或过于油腻的食物，可从粥、青菜、牛奶等逐渐恢复至正常。

（4）适宜人群：轻断食也并不是人人都适合的，一般来讲贫血、低血压、低血糖患者等体质虚弱的人，不适用于此种方法。而高血压、高脂血症、高血糖、超重或肥胖、便秘等患者，因为平时往往摄入热量过多，相对而言更适用于此种方法。

2. **适合的食物**：轻断食期间的饮食应以低热量、多样化为原则。在保证食物低脂、低糖、低蛋白质同时，也要保证所摄入营养素的平衡。如水果类，菌藻类，贝类等海鲜，奶类等。当然，如果你有较好的厨艺，在轻断食期间仍可以在低热量、多样化的前提下，还能做出各种美味的话，那你可就真有口福了。

3. **不适合长期进行**：轻断食会使饮食结构发生较大的变化，短时期内并不会造成不良影响，但是长期进行会有造成营养不良的可能，尤其是还处在成长阶段的儿童及青少年，不建议长期使用。除此之外，因为长期不吃主食，而使体内碳水化合物缺失，脂肪分解时难以被氧化，会使中间产物酮体的累积，容易出现酮血症或酮尿症，导致酮中毒。

4. **纤体降脂原理**：主要源于两方面，一是轻断食期间的高膳食纤维；二是轻断食时期的低能量。膳食纤维可以有效地促进胃肠蠕动，让食物不能在胃肠内停留太久，同时还可以像海绵一样具有吸水性，可以有效改善便秘。另外，它还可以吸收肠道中多胆固醇、脂肪酸等，有效防止脂类被吸收得过多。对人体来讲，向外出的多了，吸收的少了，自然体重就会减轻，达到减肥降脂的目的。

明星最热衷于美容养颜的大S曾经说过："我衷情于轻断食，在这个过程中，可以体会到控制自己的乐趣，断掉过多的贪欲，身心都轻盈。"轻断食，它绝对不仅仅是一次简单的降脂瘦身行动，亦是一种符合自然状态的饮食方法，它的魔力在于能够改造你的身心达到最佳状态。最终，影响你对食物乃至其他事物的看法，让你由衷地放下贪欲，自然瘦下去并充满活力，从而获得心灵的解脱和自由。

试用儿童餐具——自然而然地把控住热量摄入的好方法

平时能量摄入供大于求往往是造成血脂异常的主要原因之一。如今，人们的餐桌"天上飞的，路上跑的，水里游的"无一不有，种类丰富了，胃口自然也变大了，据相关资料显示，人们的饭量已经照比20年前多出了50%。而这些食物往往失去了从前的淳朴、自然，高热量越来越多，人们的体重也不断上涨，患病率自然也没落下，高脂血症便是其中的一个产物。

高脂血症患者要着重控制饮食的量，不妨使你的餐具变得小一号，比如试着用一用儿童餐具。

1. **选择适用的儿童餐具**：对于高脂血症患者的饮食，我们既要选择低热量的食物，又要保证其摄取种类的多样性。因此，在餐具选择上，最好选择儿童餐盘式的餐具。一般这种餐盘都会分出几个格子，可以将主食、肉类、蔬菜、水果等进行分类拼装，既能同时装多种食物，又能达到控制摄入量的目的，值得高脂血症患者一试。另外，搭配使用儿童用的勺子或叉子，还会帮助你养成细嚼慢咽的好习惯。

2. **给大脑传达信息"我饱了"**：人就是很奇怪，往往你平时用大碗可以吃一碗，改用小碗时，吃了一碗后居然也饱了。用儿童餐具进食正是利用这种"奇怪"，其实这也是对大脑的一种意念上的反馈。虽然听起来很像是"自欺"，但是确实可以达到减少"量"的目的，因为大脑总会产生错觉，即已经吃这么多，就应该够了。

3. **先给胃部"瘦瘦身"**：进食是为了消除饥饿感，而不是激发饥饿感。研究表明，就餐环境中有许多微妙的信号可以刺激我们吃掉大于实际需求的食物。也就是说，如果吃饭的餐具过大，甚至装盘的餐具过大，都会导致过量饮食。而我们吃得越多，吃得越饱，胃也就需要发挥更大的能力去伸展来适应吃下的过多食物。因此，我们必须通过控制饭量，来使胃部"瘦"下来。采用儿童餐具的第一步实际上就是在减胃，胃减下来饥饿感自然就弱下来了，更有高脂血症患者恢复健康。

实际上在很多时候，产生"要吃"想法时，并不是真的饿了，就像是我们看到诱人的美食广告，产生了"想吃"的想法时，也不是饿了，这两者的道理都是一样的。而使用儿童餐具进食这种方法从某种程度上来讲，也是源于同样的道理，归根结底不过是采取转移注意力的方式打消想吃东西的欲望，进而达到减肥降脂的最终目的。

克服饥饿感——寻找消除饥饿感的替代品

中国有一个成语叫做"饥不择食"，就是说人在饥饿时往往就对所吃进食物种类、样式等少了一分斟酌，只为达到一个吃饱的状态。比如，在饥饿的时候，你很难再有意志力去克制只选择那些低热量、低卡路里的食物，更多的情况是随便找一个近的餐厅点些很快就能上桌的美味，比如汉堡、薯条、盖浇饭等。然后，狼吞虎咽地吃上一顿，往往吃饱后，才会默默地想"今天又吃过量了"，"又吃了垃圾食品"等，可是为时已晚。那么，要如何做才能使高脂血症患者克服饥饿感，少出现以上的"口误"行为呢，现在我来给大家推荐几个实用的好方法。

1. **按时吃饭**：如果吃饭不及时或是两餐时间过长便很容易产生饥饿感。如果正常三餐的情况下，还总是感觉饥饿，不妨改成少食多餐式的进食模式，如一日五餐等。这种做法一方面因为缩短了空腹时间，因此一般不会产生饥饿感，不仅可以避免一次摄入太多热量，同时还可以使胃容量慢慢回缩。如果有些人觉得少食多餐很麻烦，难以操作，也可以在两餐之间选择一些低糖、低热量、高蛋白的健康食物，如豆类、坚果、燕麦等用以消除饥饿感。

2. **就餐规则**：当你很饿的时候，吃饭时一定要采用细嚼慢咽的方式，因为已经"饱"的意识到达你的感觉的时候是需要时间的，如果你狼吞虎咽地吃，饱的感觉来的时候，你已经吃过量了。另外，吃饭前先喝汤，也可以达到既能消除饥饿感又不会吃过量的目的。

3. **适时补充水分**：口渴与饥饿都与吃关系密切，且接收感觉的部位也相同，因此很容易混淆。人体有时候会做出错误的判断，比如把渴感当成饥饿感。水以及水分含量较高的水果和蔬菜都有助于减少饥饿感，适当补水很重要。

4. **给食物加点"味"**：我们还可以通过添加香料的方式达到克服饥饿感的目的。辛辣食物有抑制食欲的效果；薄荷的气味不仅有镇定的作用，亦有抑制食欲的效果等。但值得注意的是，香料添加不可过量，否则不但容易损伤肠胃，还容易造成体味变重。

5. **其他方法**：除了在饮食上下功夫，其实在其他方面也有很多方法可以起到消除饥饿感的作用。如心理暗示，人心情不好的时候往往会产生饿的感觉，想通过吃东西来发泄，每到这时，不妨拿出镜子警告自己"不能再胖了"，饥饿感自会消失了；充足的睡眠，睡眠不足时，体内的褪黑激素会不断地煽动你的食欲，轻易就让你感到饥饿。因此，睡好觉也是消除饥饿的好方法。

通过以上的方法，希望我们每一位高脂血症患者都能改掉饥不择食、暴饮暴食等不良的饮食习惯，只有一个能够做好自我管理的人，在面对高脂血症时才能轻松应对，并早日恢复健康。

附录

常见食物胆固醇含量表

（毫克/100 克食物的含量）

食物	胆固醇	食物	胆固醇	食物	胆固醇
猪肉（瘦）	77	牛肚	132	牛奶	13
猪肉（肥）	107	牛心	125	酸奶	12
猪舌	116	牛舌	102	对虾	150
猪心	158	牛肺	234	羊奶	34
猪肝	368	牛肾	340	松花蛋白	649
猪肺	314	鸡	117	松花蛋黄	1132
羊肉（瘦）	65	鸡肝	429	鸡蛋白	680
羊肉（肥）	173	鸡肫	229	鸡蛋黄	1705
羊肝	323	大黄鱼	79	鸭蛋白	634
牛肉（瘦）	63	带鱼	97	鸭蛋黄	1522
牛肉（肥）	194	鲳鱼	68	黄鳝	117
牛肝	257	青鱼	90	墨鱼	275

常见食物脂肪含量表

（毫克/100 克食物的含量）

类别	名称	脂肪	类别	名称	脂肪
肉食类	肥瘦猪肉	59.8	蛋类	鸡蛋	11.6
	瘦猪肉	28.8		鸭蛋	9.8
	猪肝	4.5	水产品	黄花鱼	0.8
	猪心	6.3		带鱼	7.4
	猪肚	2.9		青鱼	5.2
	猪血	0.4		鲢鱼	0.9
	肥瘦牛肉	10.2		墨鱼	0.7
	羊肝	7.2	乳类	牛乳	4.0
	鸡肉	2.5		酸奶（一杯）	8
	鸡肝	3.4	粮食类	豆浆	1.8
	鸭肉	7.5		黄豆	18.4
	鹅肉	11.2		面条（热）	1.4

常见食物油脂肪酸含量表

油类	饱和脂肪酸	多不饱和脂肪酸	单不饱和脂肪酸
豆油	14.8	62.8	20.9
玉米油	15.2	48.3	36.5
芝麻油	12.5	46.6	40.9
花生油	19.9	37.6	42.5
菜子油	4.5	21.5	74.0
猪油	42.7	8.5	45.6
牛油	51.6	6.3	42.1
羊油	62.6	3.9	33.5
鸡油	25.9	26.0	45.8
奶黄油	58.3	5.8	48.4